SPSS를 활용한

보건통계학

Health Statistics

SPSS를 활용한 보건통계학

보건의료통계연구회

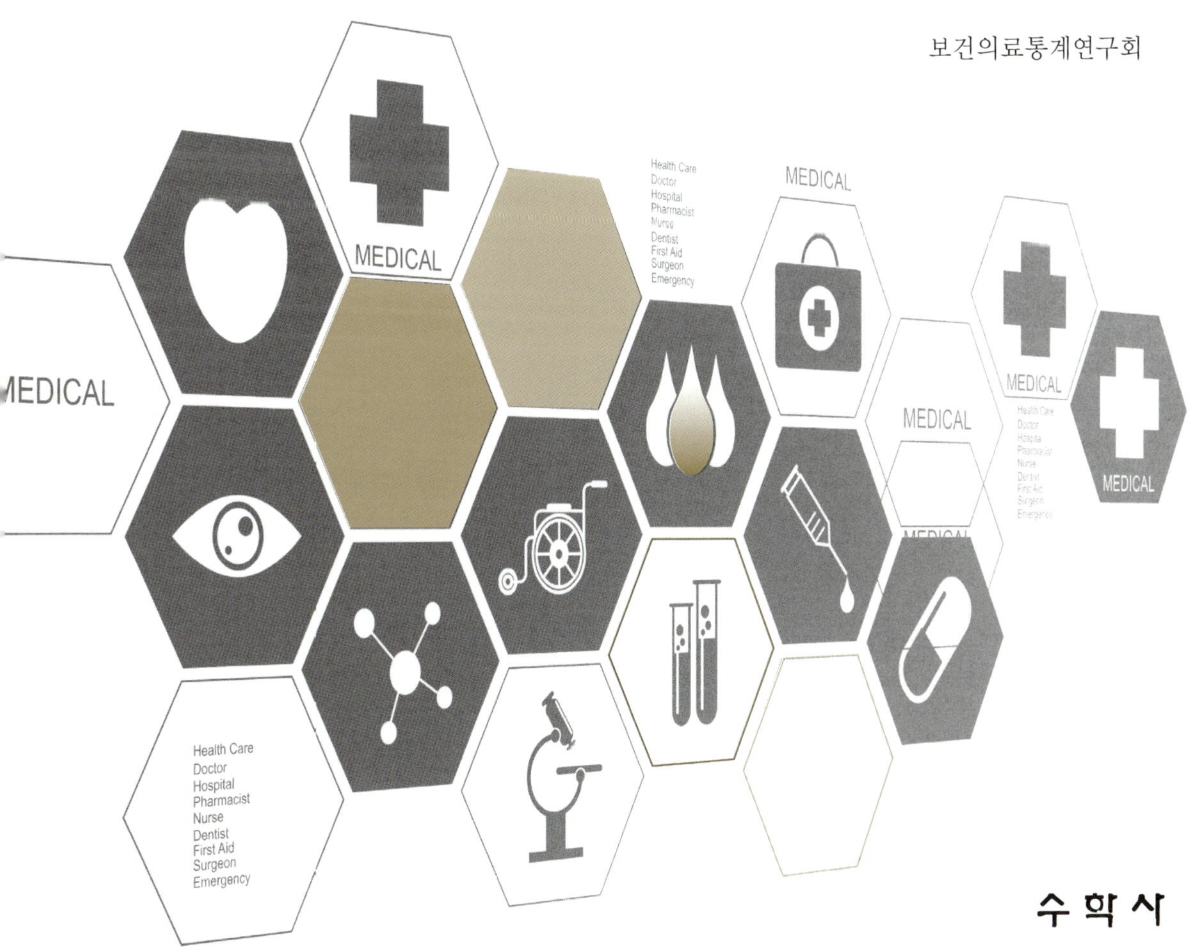

수학사

머리말

보건통계학(health statistics)은 의학 및 보건학 전공자들에게 필요한 통계적 지식과 방법을 가르치는 학문이라고 할 수 있는데, 현재 보건의료 분야에서 통계 자료 수집과 분석의 필요성은 갈수록 확대되고 있다.

따라서 대학 및 연구소뿐만 아니라 보건의료 관련 기관에서도 보건통계에 대한 관심과 중요성이 높아지고 있지만, 아직도 많은 사람들이 통계학은 막연히 어렵다고 생각하는 경향이 있는 듯하다.

저자가 다년간 대학에서 보건통계학 및 연구방법론을 강의하면서 느낀 점은 학생들도 처음에는 통계 과목을 어렵다고 생각하여 기피하는 경향이 많았는데, 해가 갈수록 조금씩 변화되면서 관심을 가지게 된다는 것이다.

나름대로 그 이유를 분석해 보면, 순수 통계학을 전공하는 경우는 수리통계적 지식 축적이 매우 중요하지만, 보건통계학은 통계적 논리 체계에 대한 이해와 일상생활에서 적용 가능한 사례 및 통계 프로그램의 활용 방법에 초점을 맞추는 것이 바람직하다고 생각하였고 그러한 판단에 따라 강의한 덕분이라고 본다.

따라서 이 책은 통계학 비전공자의 눈높이에 맞추어, 쉽게 접근하고 이해할 수 있도록 수리통계의 내용은 최소화하면서, 기초통계 및 사례 중심 통계 프로그램 활용 방법에 지면의 상당 부분을 할애하였다.

이 책은 모두 13개의 PART로 이루어져 있다. PART 01에서는 변수, 척도, 표본, 모집단 등 통계학의 기본적인 개념을 정리하였고, PART 02에서는 연구 방법 및 가설 검정에 대한 내용을 다루었다. 그리고 PART 03과 PART 04에서는 설문지 작성과 자료 입력, 코딩에 대하여 살펴보면서 SPSS 통계 프로그램의 기초 활용법을 설명하였다. PART 05에서는 자료 정리와 관련된 내용으로 표와 그래프를 이용한 시각적 분석 방법 및 평균과 표준편차 등을 이용한 기초통계를 제시하였으며, PART 06부터 PART 11까지는 통계 분석 시 많이 활용되는 평균치분석, 교차분석, 분산분석, 상관분석, 회귀분석, 요인분석, 판별분석 등의 분석 방법을 수록하였다. PART 12에서는 분석한 결과를 기초로 실제 보고서를 작성하는 방법에 대하여 언급하였으며, 마지막 PART 13은 보건지표 및 병원통계를 수록하여 보건통계학을 처음 접하는 사람도 쉽게 배울 수 있도록 정리하였다.

이 책을 출간하게 되어 무척 기쁘고 보람되지만, 한편으로는 부족한 점이 많아 부끄러움이 앞선다. 미진한 부분은 추후 개정·보완할 것을 약속드리며, 이 책을 출간하기까지 도움을 주신 많은 분들께 감사의 마음을 전한다. 사랑하는 가족들과 동문 선후배님들, 그리고 이 책이 출간될 수 있도록 지원을 다해 주신 수학사 이영호 사장님과 직원 여러분께도 감사드린다.

대표 저자 이창은

차례

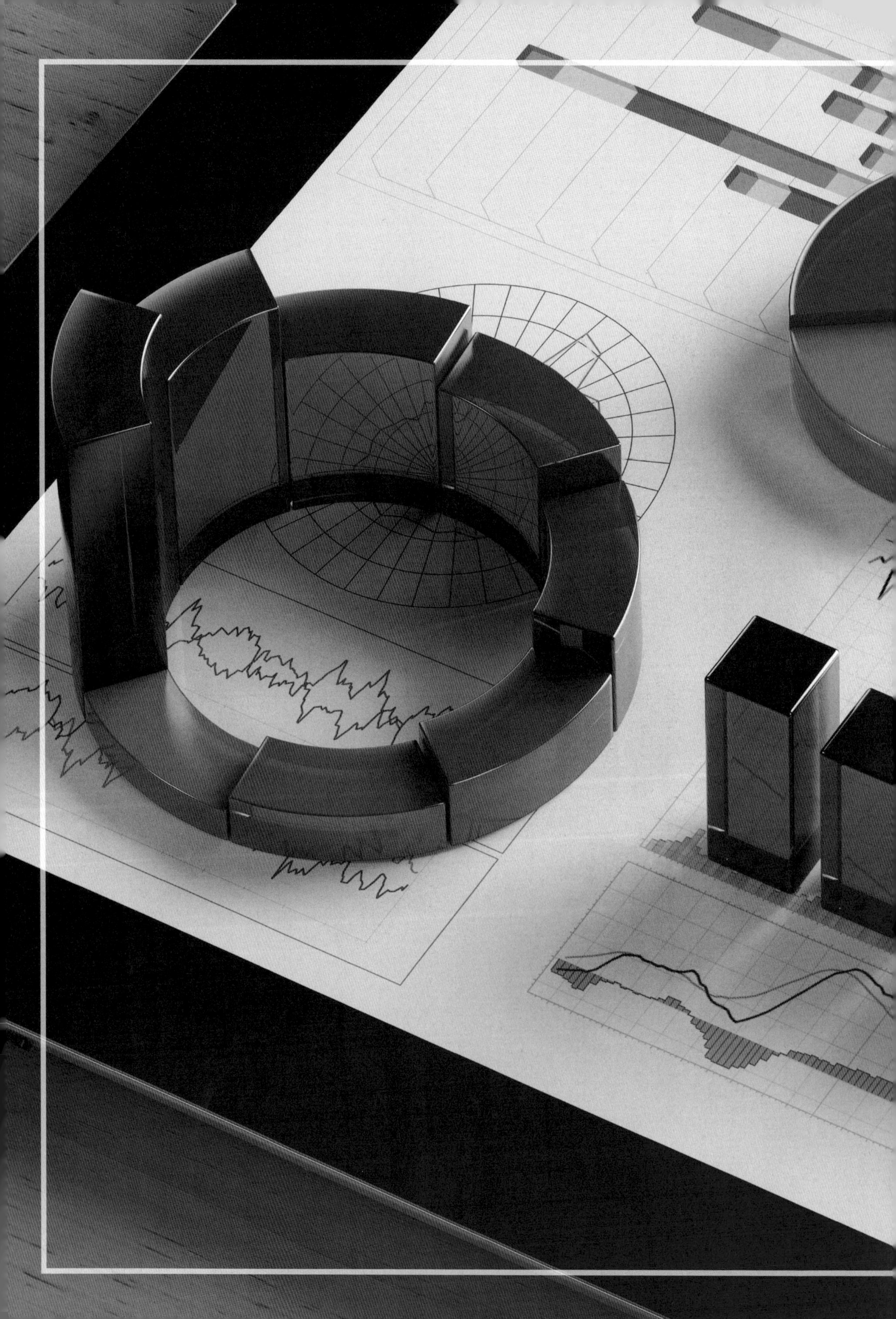

PART

01

통계학의 이해

학습목표

1. 통계학의 개념에 대하여 설명할 수 있다.
2. 변수에 대하여 설명할 수 있다.
3. 척도에 대하여 설명할 수 있다.
4. 표본 추출 방법에 대하여 설명할 수 있다.

1. 통계학의 기초 개념

통계학(statistics)이란 단순한 자료의 정리만을 뜻하는 것이 아니라, 관심의 대상이 되는 집단을 선정하고, 이 집단을 대상으로 자료를 수집하여 이를 요약·정리하며, 수집된 자료를 분석하여 과학적이고 합리적인 판단을 내리는 학문을 가리킨다.

즉, 통계학은 표본이라는 작은 규모의 자료를 이용하여 전체 집단의 특성을 추론(inference)하는 학문이다. 그러므로 통계학은 자료의 과학이며, 또한 이 자료를 이용하여 필요한 정보를 생산해 내는 것이라 할 수 있다. 이처럼 올바른 통계적 추론을 하기 위해서는 먼저 자료를 얼마나 정확하고 신뢰성 있는 방법으로 수집하느냐가 중요하다. **"Garbage in, garbage out(쓰레기가 들어오면, 쓰레기가 나간다)."**이라는 말처럼 제대로 검증되지 않은 자료를 가지고는 정확한 정보를 얻을 수 없기 때문이다.

또한 최근에는 더 좋은 결과를 내기 위하여 여러 학문 분야가 서로 연계된 융합적 사고를 하는 것이 일반화되었다. 따라서 통계학도 단순한 현상에 대한 자료의 수집과 분석에 그치는 것이 아니라, 연구 전반에 걸친 과정의 질 관리(quality control) 등의 연구 방법을 포함하는 개념으로 변화하고 있다.

예를 들어, 어떤 제약회사에서 고혈압 치료에 효과가 있을 것이라고 판단되는 약물 후보 물질을 개발하여 임상 시험을 한다고 하자. 이 회사에서는 실험 쥐를 이용한 동물 실험의 결과를 토대로 그 후보 물질을 이용한 신약 개발을 할 것인지 말 것인지 결정할 것이다. 이때 단순히 자료 수집과 통계 분석에 따른 결과 해석의 차원에서 벗어나 표본 수 선정, 수집된 자료 관리, 주요 변수 선정 등의 다양한 측면을 통계학의 범주에 포함시킬 수 있다.

이번에는 동물 실험 결과 제약회사에서 약물 후보 물질을 이용한 신약을 개발하여 사람을 대상으로 하는 임상 시험을 실시한다고 하자. 어떻게 하면 식품의약품안전처(식약처)로부터 신약 승인을 받을 수 있을 것인가? 이때 다음과 같은 의문을 가질 수 있다.

① 얼마나 많은 사람을 대상으로 연구를 진행할 것인가?

② 수집된 자료를 분석할 때 어떤 분석 방법이 적절할 것인가?

③ 효율적인 연구 진행 방법은 무엇인가?

④ 연구 결과를 이용하여 어떻게 약물의 효과를 평가할 것인가?

통계학(statistics) 표본이라는 작은 규모의 자료를 이용하여 전체 집단의 특성을 추론(inference)하는 학문이다.

이러한 의문과 관련된 영역을 포함하여 자료 수집 단계부터 자료 분석 후 의사 결정까지의 모든 과정이 통계학의 영역이라고 할 수 있다.

오늘날 통계학은 의학, 보건학, 농학뿐 아니라 경영학, 교육학, 사회학, 심리학 등 다양한 분야의 연구에 활용되고 있다. 특히 이러한 통계적 방법론이 의학, 생물학, 보건학 분야에 적용되어 질병 예방, 조기 진단 및 치료, 건강 증진 등의 현상을 기술하고 추론하기도 한다. 이와 같은 영역에 활용되는 통계학의 응용 분야를 보건통계학(health statistics, biostatistics)이라고 한다.

2. 통계학의 구분

통계학은 자료 분석의 특성에 따라 기술통계학(descriptive statistics)과 추측통계학(inferential statistics)으로 나눌 수 있다.

1) 기술통계학

수집된 자료의 특성을 분석하여, 이를 표나 그래프 혹은 간단한 통계량으로 요약하는 분야를 기술통계학이라고 한다. 기술통계학의 특징을 정리하면 다음과 같다.

① 수집된 자료를 정리 · 요약하여 대푯값의 크기와 그 변동 등을 구하고,

② 그 내용을 일목요연하게 표나 그림 등으로 표시하는 방법 등을 다루는 분야로,

③ 어떤 결론이나 추론을 이끌어 내는 목적은 없고, 관측한 내용을 현상적으로 기술하는 데 그친다.

다르게 표현하면, 기술통계학은 집단 현상을 체계적으로 표현하는 수단과 방법을 다루는 영역으로, 다음과 같이 정의 내릴 수도 있다.

보건통계학(health statistics, biostatistics) 통계적 방법론이 의학, 생물학 및 보건학 분야에 적용되어 질병 예방, 질병의 조기 진단 및 치료, 건강 증진 등의 현상을 기술하고 추론하는 영역에 활용되는 통계학의 응용 분야이다.

기술통계학(descriptive statistics) 통계적 자료의 기술에 관한 학문으로, 수집된 자료의 특성을 분석하여, 이를 표나 그래프 혹은 간단한 통계량으로 요약하는 분야이다.

추측통계학(inferential statistics) 통계 분석 중 부분에서 전체를 추측하는 학문으로, 표본으로부터 얻은 정보를 이용하여 모집단의 특성을 추정하고, 가설의 타당성을 검정하는 분야이다.

① 자료를 수집하고 정리·요약하여 대푯값의 크기와 변동을 구하는 방법을 다루며,

② 그러한 내용을 일목요연하게 표나 그림 등으로 표시하는 방법을 포함하고,

③ 관측한 내용의 현상적 기술을 목적으로 한다.

예시 A시의 남녀 고등학생 1,000명의 신장을 측정하였다. 측정 자료는 다음과 같이 기술통계학적으로 정리할 수 있다.

① 신장의 평균, 중앙값 등의 수치를 표나 그림으로 요약·정리한다.

② 정리된 내용이나 수치를 평균, 중앙값, 표준편차 등의 통계량(statistic)으로 나타낸다.

2) 추측통계학

추측통계학은 표본으로부터 얻은 자료를 이용하여 모집단의 정보를 추측하는 통계학의 분야로, 자료에 내포되어 있는 정보를 분석하여 아직 알려지지 않은 사실에 대한 추론을 이끌어 내거나 연구자의 의사 결정에 필요한 증거를 만드는 영역이다. 추측통계학의 특징을 정리하면 다음과 같다.

① 수집한 자료를 분석하는 이론적 근거를 제시하고,

② 그러한 근거들이 합당한지를 평가하며,

③ 분석된 자료나 정보를 가지고 미지의 특성에 대한 결론을 도출하고,

④ 불확실한 사건에 대한 예측을 하는 과정을 따른다.

3. 변수

앞서 통계학은 자료의 과학이라고 언급하였다. 연구자의 주장을 명백하게 증명할 자료의 생성을 위해서는 무엇을 측정할 것인지 결정하는 것이 중요하다. 이때 관측 대상의 속성이나 특성, 즉 우리가 측정할 그 '무엇'을 변수(variable)라고 한다.

예를 들면, '2017학년도 초등학교 1학년 학생들의 체중', '특정 암으로 진단받은 환자의 나

변수(variable) 크기가 변하는 값을 의미한다. 관측 대상의 속성이나 특성, 즉 연구 과정에서 측정할 그 '무엇'에 해당한다.

이', '통계학을 수강하는 학생들의 연령' 등 대상마다 다른 특성을 갖는 것은 모두 변수가 된다. 하지만 '초등학교 1학년 학생들의 팔의 수'는 모든 학생들이 2개씩 갖고 있는 것이기 때문에 개체마다 변하지 않는 값에 해당한다. 따라서 이것은 변수가 아니라 상수(constant)라고 할 수 있다.

변수는 연구의 목적에 따라 독립변수(설명변수), 종속변수(반응변수), 통제변수, 매개변수 등으로 나누어진다.

1) 변수의 종류

(1) 독립변수

독립변수(independent variable)란 관찰하고자 하는 현상의 원인, 즉 결과변수(종속변수)에 영향을 줄 수 있는 변수를 말한다. 다른 말로는 설명변수 또는 원인변수라고 하며, 예측변수의 의미로도 사용된다.

(2) 종속변수

종속변수(dependent variable)란 독립변수에 대한 반응으로서 측정되거나 관찰된 변수를 말한다. 반응변수, 피설명변수, 결과변수의 의미로도 사용된다.

(3) 매개변수(매개 관계)

독립변수(A)가 종속변수(B)에 직접적으로 영향을 미치는 것이 아니라, 제3의 변수(C)로 인

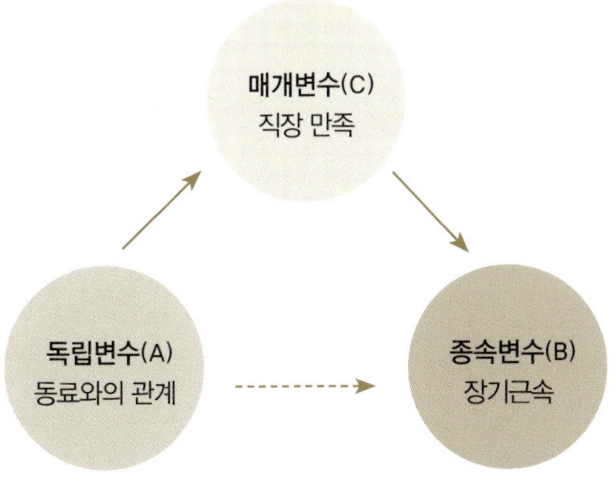

▲ 그림 1-1 독립변수, 종속변수, 매개변수의 관계

해서 영향을 미치게 될 경우 C를 매개변수라 한다. 두 변수는 서로 직접적인 관계가 없지만, 제3의 변수가 두 변수를 중간에서 연결시켜서 두 변수가 간접적으로 관계를 가지게 되는 경우이다. 즉, A가 C의 원인이 되고 차례로 C가 B의 원인이 된다.

(4) 외생변수(가식적 관계)

독립변수(A)와 종속변수(B) 간에 표면적으로는 인과관계가 있는 것처럼 보이지만, 실제로는 어떤 변수(C)에 의해 독립변수와 종속변수가 관계가 있는 것처럼 보이는 경우, C를 외생변수라 한다. 즉, C가 A와 B의 원인이 된다. 다시 말해, 외생변수를 통제하지 못하면 독립변수와 종속변수의 인과관계를 규명하지 못한다.

예를 들어, 환자의 입원 기간과 수명과의 관계에서 입원 기간이 길수록 수명이 짧아진다는 것을 발견했다. 이때 질병이 심각할수록 입원 기간이 길고, 따라서 수명이 짧아지게 되는데, 질병의 경중(심각성)이라는 변수를 무시하면 입원 기간과 수명의 관계가 잘못 설명된다. 여기에서 질병의 경중은 외생변수가 된다. 즉, 독립변수 외에 종속변수의 변동을 초래하는 제3의 변수를 의미한다. 이 경우에는 외생변수에 의해 독립-종속이 마치 관계가 있는 것처럼 보이는 가식적 관계(허위 관계)가 초래된다.

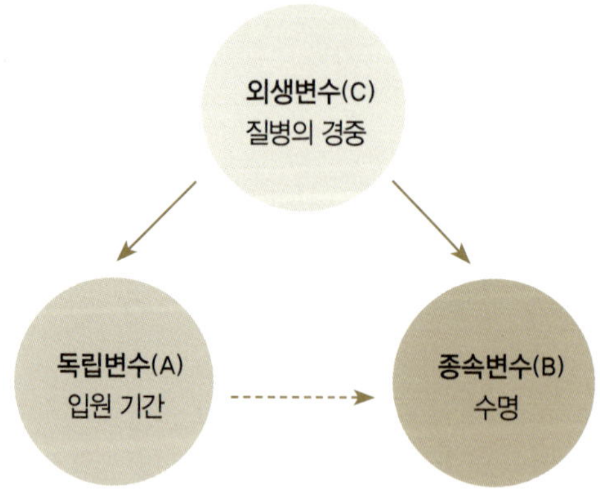

▲ 그림 1-2 독립변수, 종속변수, 외생변수의 관계

> **매개변수** 상호 직접적인 관련성이 없는 독립변수와 종속변수 사이에서 두 변수가 간접적으로 관계를 가지도록 두 변수를 연결시키는 역할을 하는 변수이다.
>
> **외생변수** 독립변수 이외에 종속변수에 영향을 줄 수 있는 변수를 말한다. 즉, 종속변수에 영향을 줄 수 있는 것은 독립변수이지만, 실험을 통해 연구자가 자신이 설정한 두 변수 간의 관계를 밝히려고 할 때, 의도치 않게 다른 변수가 종속 변수에 영향을 끼칠 수도 있는데, 이런 변수를 외생변수라 한다.

(5) 왜곡변수(가식적 영관계)

어떤 하나의 변수(C)가 독립변수(A), 종속변수(B)와 각각 긍정적, 부정적으로 상관되어 있어, 독립변수와 종속변수 간의 관계를 억압하고 있다고 가정하자. 두 변수의 참된 관계는 억압하고 있는 변수를 통제할 때 나타난다. 이같이 A와 B 간의 관계를 어떤 식으로든 왜곡시키는 C를 왜곡변수 또는 억압변수라고 한다. 독립변수의 영향력이 왜곡변수에 의해 상쇄되므로, 왜곡변수를 통제하지 않으면 독립-종속이 마치 아무런 관계가 없는 것처럼 보이기 때문에 이 관계를 가식적 영관계라고도 한다.

예를 들면, 연령을 통제하지 않으면 교육 수준에 따라 소득은 차이가 없는 것처럼 보인다. 그러나 실제로는 연령이 낮은 사람일수록 교육 수준이 낮고, 연령이 높은 사람일수록 소득 수준이 높기 때문에 교육 수준이 높은 사람일수록 소득 수준이 높은 긍정적인 관계가 있다.

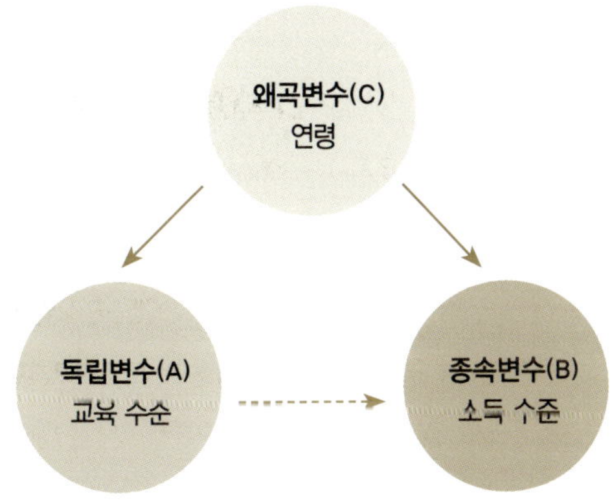

▲ 그림 1-3 독립변수, 종속변수, 왜곡변수의 관계

대학생들을 대상으로 '대학 생활 만족도에 영향을 미치는 요인'에 대하여 조사한다고 가정하자. 이 연구의 종속변수는 '대학 생활 만족도'가 되고, 독립변수는 만족도에 영향을 줄 수 있는 요소(factor)가 된다. 따라서 이 요소를 나름 고민하여 선정한 후 설문지를 작성해야 한다. 인적 특성 중에서 성별, 학년에 따라 만족도에 차이가 발생할 수 있으므로, 이 2가지 변수를 독립변수로 하여 다음과 같이 설문지를 작성해 볼 수 있다.

> 왜곡변수 실제적인 관계가 아니라 가식적인 관계를 보이게끔 개입하는 변수이다. 외생변수는 독립변수와 종속변수에 인과관계가 있는 것처럼 보이게 하는 변수인 반면, 왜곡변수는 실제로는 관계가 있지만 외생변수와 반대로 독립변수와 종속변수에 인과관계가 없는 것처럼 보이게 하는 변수이다.

1. 귀하의 성별은?

① 남자 ② 여자

2. 귀하의 학년은?

① 1학년 ② 2학년 ③ 3학년 ④ 4학년

3. 귀하는 대학 생활에 만족합니까?

① 매우 만족 ② 만족 ③ 보통 ④ 불만족 ⑤ 매우 불만족

위 설문지에서 문항 1, 2는 독립변수, 문항 3은 종속변수로 구분할 수 있으며, 이러한 구분에 따라 설문을 분석하면 된다.

2) 변수 선정의 원칙

연구 목적을 달성하기 위하여 변수를 선정할 때는 종속변수에 영향을 미칠 수 있는 모든 변수를 다 고려하는 것이 아니라, 특히 관심이 있는 변수만을 고려하여 선정하는 것이 타당하다. 변수 선정의 기준은 다음과 같이 제시해 볼 수 있다.

① 이론적 모형에 알맞은 변수를 선택한다.

② 가설을 검증하기에 적절한 변수를 선택한다.

③ 보편성의 원칙에 따라 변수를 선택한다. 이것은 특정 개념을 표현할 수 있는 변수를 가능한 한 폭넓게 모두 포함시켜야 한다는 뜻이다.

④ 중요한 변수를 선택한다. 필요치 않은 변수를 피하고 중요한 변수를 고름으로써 만족스러운 선정이 되도록 한다.

⑤ 반복해서 변수를 선택해 볼 수도 있다. 어떤 유사한 연구에서 주요한 변수를 이미 사용했다면 그 변수를 그대로 반복해서 써도 무방하다는 것이다. 이미 타당성이 입증된 변수를 선정하는 것이 좋다.

⑥ 자료의 수집 가능성(availability)을 고려하여 변수를 선택한다. 아무리 중요한 변수를 고른다고 하더라도 실제로 자료를 구할 수 없다면 아무런 소용이 없다.

⑦ 신뢰성(reliability)과 타당성(validity)을 고려하여 변수를 선택한다. 만일 변수에 따라 수집되는 자료가 믿을 만한 것이 되지 않는다면 수집된 자료를 가지고 분석할 수 없음은 물론, 분석이 되더라도 그 결과는 무의미한 것이 될 수밖에 없다.

⑧ 연구의 여건을 고려하여 변수를 선택한다. 우선 연구 기간의 장단, 연구 보조원의 보조 여부, 연구비, 분석 방법 등 인적·물적 자원을 고려하여 어느 정도의 변수를 조작할 수 있는지를 미리 결정해야 할 것이다.

⑨ 변수 간의 독립성(independence)을 고려하여 변수를 선택한다. 변수 간에 독립성이 없는 경우에는 2개 변수의 측정값이 중복되는 부분이 커지기 때문이다.

4. 척도

자료에 대한 실증적 결과를 얻기 위해서는 먼저 연구하고자 하는 개념에 대한 정확한 정의(조작적 정의)를 내려야 하고, 해당 개념을 관찰 가능한 현상으로 전환하는 것이 필요하다. 다시 말해, 논리적으로 정해진 규칙에 따라 개체, 사건, 사람 등과 같은 대상(변수)의 속성에 숫자(값)를 부여해야 한다.

이렇게 측정하고자 하는 대상, 즉 변수에 숫자를 부여하는 것을 척도(scale)라 한다. 그리고 이를 척도는 크게 정성적(quality, nonmetric)인 것과 정량적(quantitative, metric)인 것으로 구분할 수 있다.

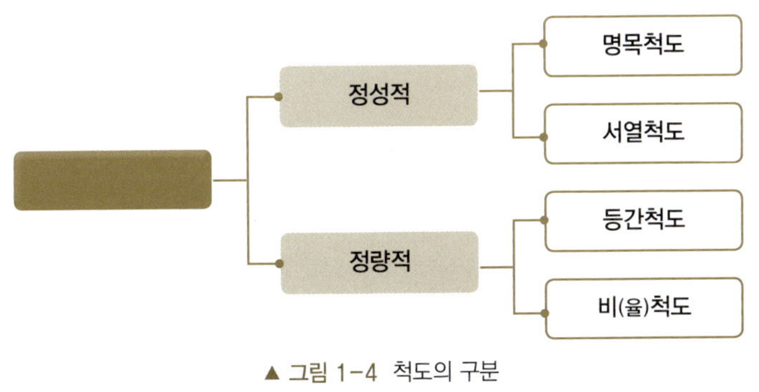

▲ 그림 1-4 척도의 구분

> **TIP**
> - 척도는 자료를 분석하기 위한 방법을 선정하는 데 중요한 의미를 가진다. 분석 방법에 적절한 자료를 수집하지 않으면 자료로서 의미가 없다.

통계 자료를 수집하기 위하여 변수를 어떻게 측정할 것인가 하는 것은 매우 중요하다. 이러한 변수의 특성을 파악하기 위해서는 척도가 필요한데, 척도란 일정한 규칙을 갖고 대상의 속성을 기호나 숫자로 나타내기 위하여 측정하는 자를 의미한다. 각 척도는 [표 1-1]과 같은 특성을 지니고 있다.

▼ 표 1-1 척도 간의 비교

변수	척도	특성	수학적 처리	예
질적 변수	명목	특성을 지닌 범주로 구분	=, ≠	성별, 종교, 인종, 혈액형
	서열	단순히 비교 수단으로 측정	<, >	대중소, 상중하
양적 변수	등간	척도의 간격이 일정하나 배수의 개념은 미성립	+, −	온도, 날짜
	비(율)	척도의 간격이 일정하고 배수의 개념 성립	+, −, ×, ÷	길이, 무게, 농도

1) 정성적(난메트릭) 척도

(1) 명목척도

명목척도(nominal scale)란 측정 대상의 특성을 분류하거나 확인할 목적으로 숫자를 부여하는 것이다. 예를 들어, 남자=1, 여자=2로 구분하는 경우, 숫자는 각 집단을 구분하는 의미이지 여자가 남자의 2배를 의미하는 것은 아니다. 따라서 더하기나 빼기 등의 수학적 처리를 할 수 없고 개체의 크기 등을 측정할 수 없다. 성별, 혈액형, 국적, 질병, 인종 등과 같은 변수들이 명목척도에 속한다. 분석 방법은 도수분석, 비모수 통계 분석, 교차분석으로 제한되어 있다.

(2) 서열척도

서열척도(ordinal scale)란 측정 대상 간의 크고 작음, 혹은 높고 낮음 등의 순위에 대해 숫자를 부여하는 것이다. 예를 들면, 경제적 상태를 상=3, 중=2, 하=1로 구분하는 경우, 3은 1보다 잘산다는 것을 의미하지만, 3이 1보다 3배만큼 잘산다는 것을 의미하지는 않는다. 상표 선호 순서, 상품 품질 등급, 사회 계층 등과 같은 변수들이 서열척도에 속한다. 분석 방법에는 서열 상관분석, 비모수 통계 분석, 서열 간의 차이 분석 등이 있다. 주의할 점은 산술평균이나 표준편차 같은 분석은 실행할 수 없다는 점이다.

2) 정량적(메트릭) 척도

(1) 등간(간격)척도

등간(간격)척도(interval scale)란 속성에 대한 순위를 숫자로 부여하는 것으로, 이때 순위 사이의 간격은 동일하다. 해당 속성이 전혀 없는 상태인 절대적인 원점(0)이 존재하지 않는다. 예를 들어, 제품에 대한 선호도를 5점 척도로 볼 경우 다음과 같이 나타낼 수 있다.

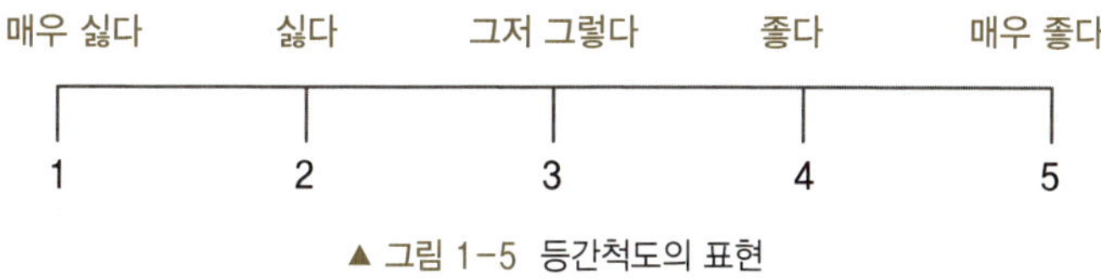

▲ 그림 1-5 등간척도의 표현

매우 좋다(5)와 그저 그렇다(3)는 2배의 차이가 있지만, 매우 싫다(1)의 2배의 차이로 계속 유지되는 것은 아니다. 즉, 간격은 2로 유지되지만 절대적인 0점이 존재하지 않기 때문에 계속 2배로 유지되는 것은 아니다. 따라서 더하기나 빼기는 가능하나 나누기나 곱하기는 할 수 없다. 일반적으로 설문지를 구성할 때 많이 사용되며, 3점 및 5점 척도 또는 7점 척도의 리커트(likert) 척도를 주로 사용한다. 온도, 광고 인지도, 상표 선호도, 주가지수 등이 이 척도에 속한다. 분석 방법에는 모수 통계 분석(평균, 표준편차, 상관분석, 회귀분석 등)이 있다.

(2) 비(율)척도

비(율)척도(ratio scale)란 척도를 나타내는 숫자가 등간일 뿐만 아니라 의미 있는 절대적인 원점(0)이 존재하는 경우이다. 즉, 몇 배 또는 몇 분의 1을 표현할 수 있다. 예를 들어, 길이(cm)의 경우 다음과 같이 나타낼 수 있다.

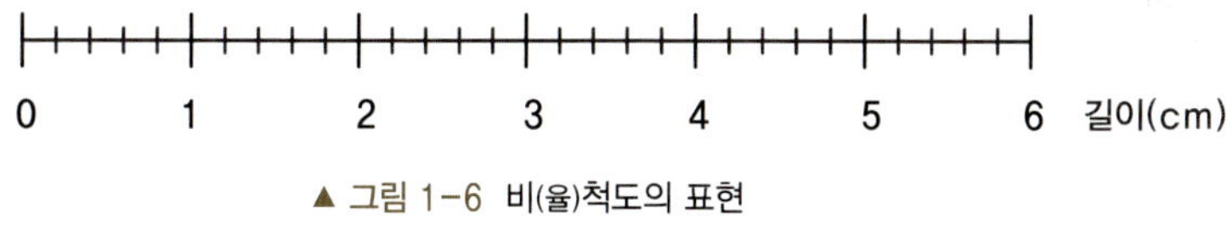

▲ 그림 1-6 비(율)척도의 표현

2는 1과 1의 차이가 있다고 할 수 있을 뿐만 아니라 2는 1의 2배라고도 할 수 있다. 따라서 더하기, 빼기뿐만 아니라 곱하기와 나누기도 할 수 있다. 무게, 키, 나이, 상품 가격, 판매량, 수입 등이 이 척도에 속한다. 다양한 통계적 방법으로 분석이 가능하다.

TIP

- 척도를 구분하여 변수를 측정해야 하는 근본 이유는 각 척도마다 담고 있는 정보량이 다르기 때문이다. 척도는 명목척도 < 서열척도 < 등간척도 < 비(율)척도의 순으로 많은 정보량을 제공해 준다.
- 척도점은 수가 많을수록 측정값의 분산도가 커지며, 분산도의 차이가 크게 나야만 분석 결과가 명확해진다. 척도점의 수가 너무 적으면(4점 척도 이하) 분석 시 응답자의 태도의 정도(수준)를 정확히 밝힐 수 없으며 분석상 어려움이 따른다. 그러나 척도점의 수가 많으면(7점 척도 초과) 각 척도에 대한 설명이나 평가가 어려워질 수 있다. 따라서 일반적으로 리커트 척도인 5점이나 7점이 많이 이용된다.

5. 자료 수집

자료(data) 수집을 하는 데 있어 가장 먼저 해야 하는 것은 모집단(population)을 확정하는 것이다. 모집단이란 연구 대상이 되는 전체의 집단을 의미한다. 모집단을 확정해야 하는 이유는 연구 시작 전에 모집단을 정함으로써 자료 수집 대상의 범위를 한정하고, 수집한 자료의 결과를 정의된 모집단에 한정하여 설명하기 위해서이다. 따라서 모집단은 연구 결과의 타당성과 신뢰성의 평가에 매우 중요하므로, 모집단을 적정한 수준에서 결정하는 것이 바람직하다. 예를 들면, 우리나라 근로자의 건강 의식 조사에서 조사 대상 근로자를 "우리나라의 10인 이상 근로자를 고용하고 있는 사업체에 근무하는 근로자"와 같이 한정하는 것이 필요하다.

그러나 실제 연구를 수행할 때, 모집단에 대해 모두 조사하는 것은 많은 시간과 비용이 소요된다. 따라서 이러한 모집단 중에서 일부를 뽑아 관찰 후 나타난 특성을 가지고 전체에 유추하여 적용할 수 있는데, 이때 모집단 중에서 뽑은 일부를 표본(sample)이라고 한다. 그리고 이 일부를 뽑아내는 과정을 표본 추출(sampling)이라고 한다. 이같이 표본 추출은 전수조사를 할 수 없기 때문에 그 일부를 뽑아서 모집단을 추정하기 위한 것이다. 그리고 표본조사란 대상 집단의 일부를 관측하여 그 대상 집단 전체에 대한 정보를 파악하는 과정을 말한다. 표본조사를 하는 이유는 ① 신속성 ② 경제성 ③ 세밀한 조사 가능 ④ 전수조사가 불가능한 경우(모집단이 무한히 많을 경우, 모집단의 정확한 파악이 불가능한 경우, 파괴적인 조사를 해야 할 경우)에도 가능 ⑤ 정확도의 증가(비표본 오차의 감소) 등의 장점이 있기 때문이다.

모집단(population) 연구 대상이 되는 전체의 집단을 의미한다.

표본(sample) 연구를 할 때 모집단에 대해 모두 조사하는 것은 많은 시간과 비용이 소요된다. 따라서 모집단 중 일부를 뽑아서 관찰하여 나타난 특성을 가지고 전체에 유추하여 적용하는데, 이때 모집단 중에서 뽑은 일부를 표본이라고 한다.

표본 추출(sampling) 표본을 뽑아내는 과정을 의미한다. 다른 말로 표본조사라고도 한다.

1) 표본 추출 방법

(1) 단순무작위 표본 추출법

단순무작위 표본 추출법(simple random sampling)이란 모집단의 원소들이 표본으로 뽑힐 가능성이 동일하도록 표본을 추출하는 방법이다. 이 방법은 단순하며 각 원소별로 표본으로 뽑힐 가능성이 동일하다는 장점이 있으나, 모집단이 매우 큰 경우 모든 원소에 일련번호를 부과하기 힘들며 실제 표본조사에서 사용되기 어렵다는 단점이 있다.

예시 A병원에 1년간 입원한 환자가 10,000명이 있는데, 이 중 200명을 표본으로 추출하고자 한다. 우선 환자 10,000명 모두에게 일련번호 1, 2, 3 … 10,000을 부여하고, 난수표(표 1-2) 등을 이용하여 200개의 번호를 선택한 후, 선택된 번호를 갖는 환자들을 표본으로 추출하면 된다.

(2) 층화 추출법

층화 추출법(stratified random sampling)은 모집단의 구성 성분에 관하여 어느 정도 사전 지식을 갖고 있을 때, 이러한 사전 지식을 활용해 모집단을 몇 개의 동질적인 소집단들로 층화시키고, 그 소집단들의 크기에 따라 단순무작위로 표본을 추출하는 것이다.

예시 종합병원 10개, 병원 20개, 의원 200개가 있다. 이 중에서 30개소의 의료기관을 추출하여 조사하고자 하는데, 전체 230개소의 의료기관 중 의원이 200개(약 87%)이므로, 단순무작위 추출법으로 표본을 추출할 경우 거의 모든 표본이 의원에서 추출되어 전체 의료기관의 내원 환자가 실제보다 적게 추정될 수 있다. 이러한 경우 의료기관을 크기에 따라 3개의 층(종합병원, 병원, 의원)으로 구분하고, 각 층에 일정 수의 표본을 할당하여 각 층에서 할당된 표본을 무작위로 추출하면 되는데, 구체적인 할당 방법은 다음과 같다.

- 종합병원: $10 / 230 \times 30 \fallingdotseq 1$
- 병원: $20 / 230 \times 30 \fallingdotseq 3$
- 의원: $200 / 230 \times 30 \fallingdotseq 26$

이렇게 할당된 각 층별 표본의 수를 더하면, 전체 표본의 수는 30이 된다.

이 방법은 다음과 같은 장점을 갖고 있다. 첫째, 각 층별로 독립된 정보를 얻을 수 있다. 둘

▼ 표 1-2 난수표

	00000	00001	11111	11112	22222	22223	33333	33334	44444	44445
	12345	67890	12345	67890	12345	67890	12345	67890	12345	67890
01	85967	73152	14511	85285	36009	95892	36962	67835	63314	50162
02	07483	51453	11649	86348	76431	81594	95848	36738	25014	15460
03	96283	01898	61414	83525	04231	13604	75339	11730	85423	60698
04	49174	12074	98551	37895	93547	24769	09404	76548	05393	96770
05	97366	39941	21225	93629	19574	71565	33413	56087	40875	13351
06	90474	41469	16812	81542	81652	45554	27931	93994	22375	00953
07	28599	64109	09497	76235	41383	31555	12639	00619	22909	29563
08	25254	16210	89717	65997	82667	74624	36348	44018	64732	93589
09	28785	02760	24359	99410	77319	73408	58993	61098	04393	48245
10	84725	86576	86944	93296	10081	82454	76810	52975	10324	15457
11	41059	66456	47679	66810	15941	84602	14493	65515	19251	41642
12	67434	41045	82830	47617	36932	46728	71183	36345	41404	81110
13	72766	68816	37643	19959	57550	49620	98480	25640	67257	18671
14	92079	46784	66125	94932	64451	29275	57669	66658	30818	58353
15	29187	40350	62533	73603	34075	16451	42885	03448	37390	96328
16	74220	17612	65522	80607	19184	64164	66962	82310	18163	63495
17	03786	02407	06098	92917	40434	60602	82175	04470	78754	90775
18	75085	55558	15520	27038	25471	76107	90832	10819	56797	33751
19	09161	33015	19155	11715	00551	24909	31894	37774	37953	78837
20	75707	48992	64998	87080	39333	00767	45637	12538	67439	94914
21	21333	48660	31288	00086	79889	75532	28704	62844	92337	99695
22	65626	50061	42539	14812	48895	11196	34335	60492	70650	51108
23	84380	07389	87891	76255	89604	41372	10837	66992	93183	56920
24	46479	32072	80083	63868	70930	89654	05359	47196	12452	38234
25	59847	97197	55147	76639	76971	55928	36441	95141	42333	67483
26	31416	11231	27904	57383	31852	69137	96667	14315	01007	31929
27	82066	83436	67914	21465	99605	83114	97885	74440	99622	87912
28	01850	42782	39202	18582	46214	99228	79541	78298	75404	63648
29	32315	89276	89582	87138	16165	15984	21466	63830	30475	74729
30	59388	42703	55198	80380	67067	97155	34160	85019	03527	78140
31	58089	27632	50987	91373	07736	20436	96130	73483	85332	24384
32	61705	57285	30392	23660	75841	21931	04295	00875	09114	32101
33	18914	98982	60199	99275	41967	35208	30357	76772	92656	62318
34	11965	94089	34803	48941	69709	16784	44642	89761	66864	62803
35	85251	48111	80936	81781	93248	67877	16498	31924	51315	79921
36	66121	96986	84844	93873	46352	92183	51152	85878	30490	15974
37	53972	96642	24199	58080	35450	03482	66953	49521	63719	57615
38	14509	16594	78883	43222	23093	58645	60257	89250	63266	90858
39	37700	07688	65533	72126	23611	93993	01848	03910	38552	17472
40	85466	59392	72722	15473	73295	49759	56157	60477	83284	56367
41	52969	55863	42312	67842	05673	91878	82738	36563	79540	61935
42	42744	68315	17514	02878	97291	74851	42725	57894	81434	62041
43	26140	13336	67726	61876	29971	99294	96664	52817	90039	53211
44	95589	56319	14563	24071	06916	59555	18195	32280	79357	04224
45	39113	13217	59999	49952	83021	47709	53105	19295	88318	41626
46	41392	17622	18994	98283	07249	52289	24209	91139	30715	06604
47	54684	53645	79246	70183	87731	19185	08541	33519	07223	97413
48	89442	61001	36658	57444	95388	36682	38052	46719	09428	94012
49	36751	16778	54888	15357	68003	43564	90976	58904	40512	07725
50	98159	02564	21416	74944	53049	88749	02865	25772	89853	88704

째, 정보를 얻고자 하는 내용이 각 층 내에서는 거의 변동을 보이지 않을 경우 단순무작위 표본 추출보다 적은 크기로도 전체 모집단을 잘 반영할 수 있다.

(3) 군집 추출법

군집 추출법(cluster random sampling)은 표본들을 군집으로 묶어 이를 집단으로 선택하고, 다시 선택된 집단 내에서 표본을 추출하는 것이다. 이 경우 각 집단에서 구성 원소들의 분포는 유사하다고 전제한다. 따라서 어떠한 군집이 선택되어도 전체에 대한 대표성을 갖는다.

층화 추출법과 군집 추출법은 둘 다 모집단을 소집단으로 세분한다는 점에서는 유사하지만, 층화 추출법은 소집단들을 다 이용하여 표본을 선정하는 데 비하여, 군집 추출법은 소집단의 전부 혹은 일부를 표본으로 선정할 수 있다는 차이점이 있다.

예시 대구 시민의 건강에 대한 의식 조사를 하려고 한다. 대구의 전 시민에 일련번호를 부과하는 것은 불가능하므로, 군집 추출을 할 수 있다. 우선 대구시를 7개 구로 나누어, 그중 3개 구를 추출한다. 그다음 각 구에서 2개 동을 추출한 후, 각 동에서 2개 통(반)을 추출하여, 최종적으로 각 통에서 50명씩 추출한다. 그렇게 하면 전체 표본 수는 다음과 같이 된다.

$$3(\text{구}) \times 2(\text{동}) \times 2(\text{통}) \times 50(\text{명}) = 600\text{명}$$

이 외에도 비확률 표본 추출 방법으로 임의 표본 추출법, 판단 표본 추출법, 순차 표본 추출법 등이 있으나 실제 연구 조사에서는 정확한 표본 추출이 되지 않아 여기서는 생략한다.

TIP

- 일반적으로 표본을 추출할 경우 여러 가지 방법이 있으나 실제로는 단순무작위 표본 추출법, 층화 추출법, 군집 추출법들이 개별적으로 사용되는 것이 아니라 서로 혼합되어 사용되는 경우가 많다.

2) 표본의 크기

표본의 크기를 결정하는 데는 다음의 2가지 요소를 고려하여야 한다.

(1) 표본 크기의 이론적 결정 요인

이론적 결정 요인은 조사의 정확성을 어느 수준에 두느냐와 관련이 있다. 이때는 모집단의 크기를 알고 모표준편차(σ), 신뢰도(Z) 그리고 모수와 통계치와의 차이(d) 등에 따라 크기(n)를 결정한다. 즉, $n=Z^2(\frac{\sigma}{d})^2$이라는 공식에 따라 크기를 결정하면 된다.

예시 대구 시내 고등학생들의 흡연 실태를 조사하고자 한다. 이때 표본의 크기를 결정하기 위해서는 σ, Z, d의 정보가 필요하다.

$\sigma = 20$, $Z = 1.96$ 그리고 $d = 5$라고 가정할 경우,

$$\text{표본의 크기}(n) = (1.96)^2\ (\frac{20}{5})^2 = 61.47$$

따라서 표본의 크기는 62명으로 결정하면 된다.

TIP

- 산술적인 근거에 의하여 표본의 크기를 구하는 것이 좋겠지만, 많은 통계조사에서는 이 원칙을 그대로 적용하기가 어렵다. 왜냐하면 n을 정하려면 d를 알아야 하는데 d를 미리 결정하기가 쉽지 않기 때문이다.

(2) 표본 크기의 실제적 결정 요인

표본의 크기는 모집단의 통계적 오류와 밀접한 관계가 있다. 표본의 크기가 작으면 작을수록 모수 검증에 대한 오류가 커지게 된다. 따라서 조사를 수행하는 데 필요한 시간, 비용, 수행 능력, 분석 내용 등을 고려하여 과거 연구 경험에 의하여 표본의 수를 결정하는 경우가 가장 흔하다. 이와 같은 실제적 결정 요인에는 다음의 2가지가 있다.

첫째, 표집 방법과 조사 방법의 유형이다. 확률 표집의 구체적인 표집 방법에 따라 신뢰도와 정확도의 요구 수준이 달라지기 때문에 이에 따라 표본의 크기도 달라진다. 그리고 표본의 크기는 조사 방법에 있어서 한 변수 내에서 구분되는 수를 고려하는 것이 가장 바람직하다. 예를 들면, 종교라는 변수를 구분하고자 할 때 불교, 기독교, 천주교, 기타 종교, 무교와 같이 5개의 범주로 구분한다면 종교를 믿는 사람과 믿지 않는 사람과 같이 2개의 범주로 구분하는 것보다 훨씬 많은 표본의 크기가 요구된다. 둘째, 시간, 비용, 조사원의 동원 정도이다. 아무리 좋은 주제와 표본이 있더라도 조사할 인력, 시간, 비용이 뒷받침되지 못하면 아무 소용이 없다.

TIP

- 표본의 크기는 무조건 크게 하는 것보다는 적정한 표본의 크기만 확보되면 정확한 조사를 하는 것이 더 중요하다. 표본의 수가 많더라도 조사 과정이 불성실하면 이 과정에서 일어나는 오차 때문에 연구 목적에 오류가 일어난다.

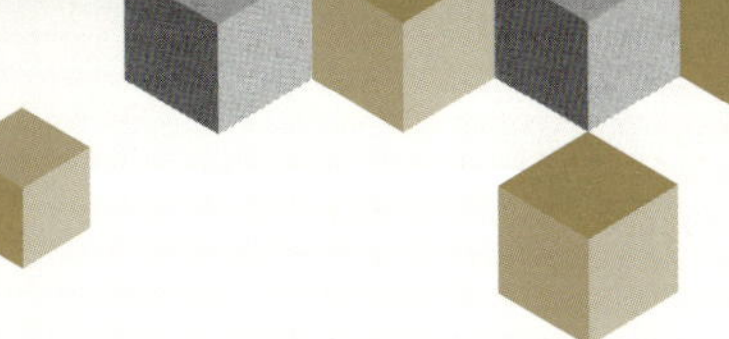

PART 01
연습문제

01 통계학에 대하여 설명하시오.

02 보건통계학에 대하여 설명하시오.

03 독립변수와 종속변수에 대하여 설명하시오.

04 척도의 구분에 대하여 설명하시오.

05 표본 추출의 의미와 본문에서 언급한 표본 추출 방법 3가지에 대하여 기술하시오.

해답

01 통계학(statistics)은 관심의 대상이 되는 집단을 대상으로 자료를 수집하여 이를 요약·정리하고, 수집된 자료를 분석하여 과학적이고 합리적인 판단을 내리는 학문이다. 즉, 통계학은 표본(sample)이라는 작은 규모의 자료를 이용하여 전체 집단의 특성을 추론(inference)하는 학문이다.

02 통계적 방법론이 의학, 생물학 및 보건학 분야에 적용되어 질병 예방, 조기 진단 및 치료, 건강 증진 등의 현상을 기술하고 추론하는 영역에 활용되는 통계학의 응용 분야를 보건통계학(health statistics, biostatistics)이라고 한다.

03 1) 독립변수: 관찰하고자 하는 현상의 원인, 즉 종속변수에 영향을 줄 수 있는 변수를 말한다. 설명변수 또는 원인변수의 의미로도 사용된다.

2) 종속변수: 독립변수에 대한 반응으로서 측정되거나 관찰된 변수를 말한다. 반응변수, 피설명변수, 결과변수의 의미로도 사용된다.

04 통계적 자료를 수집할 때 변수의 특성을 파악하기 위해서는 척도(scale)가 필요한데, 척도란 일정한 규칙을 갖고 대상의 속성을 기호나 숫자로 나타내기 위하여 측정하는 자를 의미하고, 다음과 같이 4가지로 구분한다.

변수	척도	특성	수학적 처리	예
질적 변수	명목	특성을 지닌 범주로 구분	=, ≠	성별, 종교, 인종, 혈액형
	서열	단순히 비교 수단으로 측정	<, >	대중소, 상중하
양적 변수	등간	척도의 간격이 일정하나 배수의 개념은 미성립	+, −	온도, 날짜
	비(율)	척도의 간격이 일정하고 배수의 개념 성립	+, −, ×, ÷	길이, 무게, 농도

05 모집단(population) 중에서 자료로 활용할 표본을 뽑아내는 과정을 표본 추출(sampling)이라고 하며, 본문에서 언급한 3가지 방법은 다음과 같다.

① **단순무작위 표본 추출법**(simple random sampling): 일정한 규칙 없이 연구자가 임의로 모집단 중에서 표본을 추출하는 방식이다.

② **층화 추출법**(stratified random sampling): 모집단을 몇 개의 동질적인 소집단들로 층화시키고 그 소집단들의 크기에 따라 단순무작위로 표본을 추출하는 방식이다.

③ **군집 추출법**(cluster random sampling): 표본들을 군집으로 묶어 이를 집단으로 선택하고, 다시 선택된 집단 내에서 표본을 추출하는 방식이다.

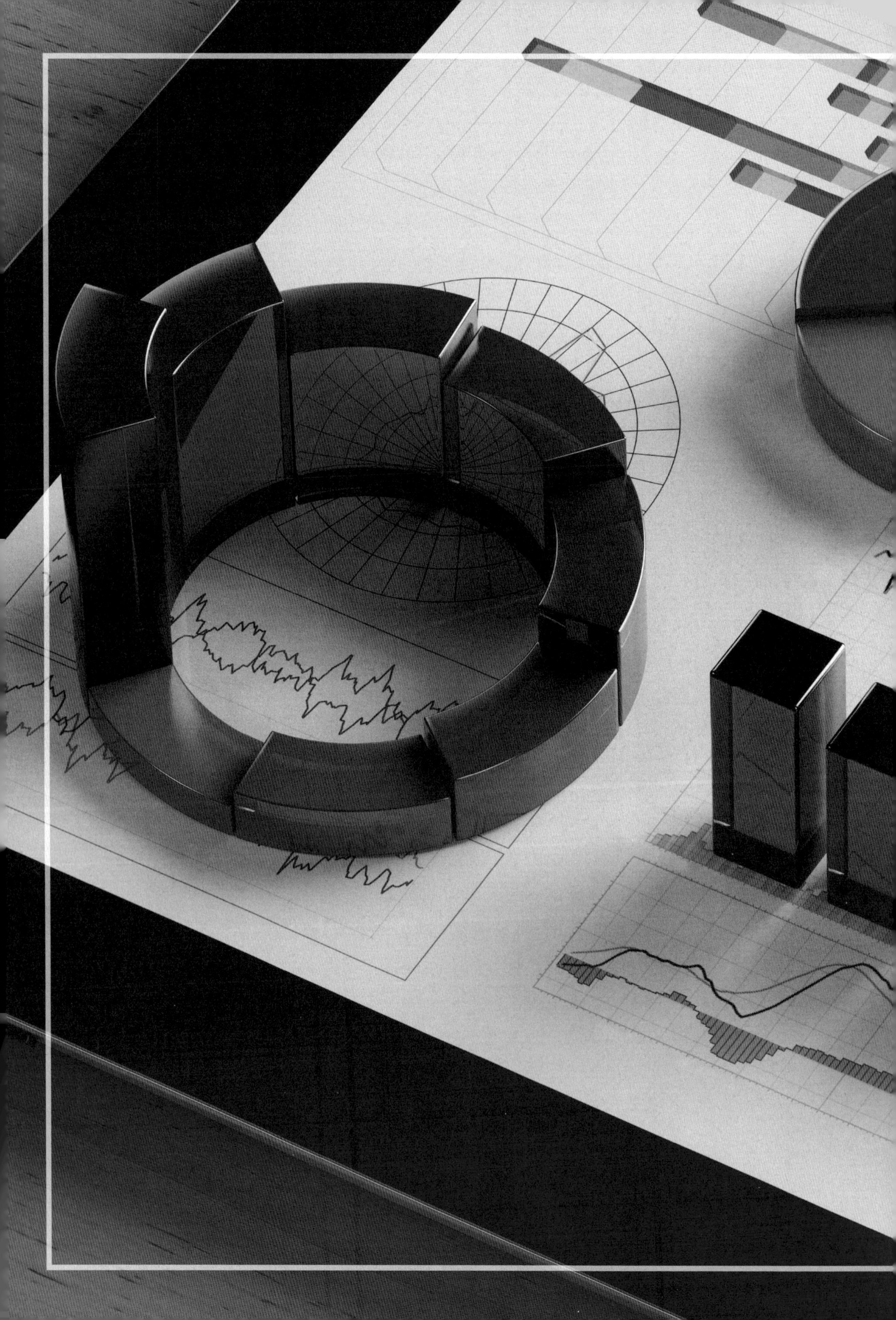

PART

02

연구 방법

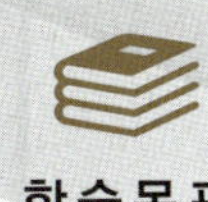

학습목표

1. 귀무가설과 대립가설을 구분하여 설명할 수 있다.
2. 제1종 오류와 제2종 오류에 대하여 설명할 수 있다.
3. 유의수준과 P-값에 대하여 설명할 수 있다.
4. 분석역학 연구 방법에 대하여 설명할 수 있다.

1. 통계적 가설

통계적 가설 검정(statistical hypothesis test)이란 모집단(population)에 대한 어떤 가설을 세워 놓고 표본의 관찰을 통하여 이 가설이 옳고 그름을 확률적으로 판정하는 것을 말한다.

가설은 실증적인 증명 단계 이전의 단계로서, 나중에 경험적으로나 논리적으로 검정될 수 있는 명제를 제시해 주는 것이다. 따라서 가설은 둘 또는 그 이상의 변수 간의 특정한 관련성을 예측하여야 하고, 명확하고 모호하지 않게 선언적인 문장으로 서술되어야 하며, 검정 가능하여야 한다.

이때 연구에서 사용되는 주요한 용어들이 실제 연구상에서 갖는 개념은 이론적 개념과 다소 차이가 있을 수 있다. 이러한 경우에는 그 용어를 이론적 정의와 조작적 정의로 나누어 설명하여야 한다.

예시 환자 가족의 부양부담에 관한 연구에서, '부양부담'이라는 용어의 이론적 정의와 조작적 정의 사이에 차이가 있을 수 있다.

- 이론적 정의: 가족 구성원 중 일원이 질병을 갖게 되는 경우, 돌보는 가족이 환자의 행동이나 상태 변화와 같은 신체, 사회 및 재정적 어려움에 따라 겪는 불편감의 정도(Zarit, 1986)
- 조작적 정의: 노인 부양 가족의 부양부담감을 측정하기 위하여 '한국 치매 노인 가족의 부양부담 사정 도구'(권중돈, 1994)에서 지적한 건강상의 부담감, 재정 · 경제 활동상의 부담감, 심리적 부담감, 가족 관계의 부정적 변화, 노인-주부 양자 관계의 부정적 변화, 사회적 활동 제한 부담감 등의 6개 영역을 평가한 점수

2. 가설의 종류

1) 귀무가설

귀무가설(null hypothesis: H_0)이란 연구자의 주장과 반대되는 가설로서 실제로 연구에서 검증되는 가설이다. 이 가설은 H_0로 나타내는데, 연구하는 대상 간에는 "차이가 없다." 또는 "관

통계적 가설 검정(statistical hypothesis test) 모집단(population)에 대한 어떤 가설을 세워 놓고 표본의 관찰을 통하여 이 가설이 옳고 그름을 확률적으로 판정하는 것을 말한다.

련성이 없다."로 표현한다. 즉, 두 변수 간에 값의 차이가 없다는 것을 의미한다. 예를 들어, 논문이나 보고서를 작성할 경우 귀무가설은 "대구 시민의 심장 크기(a)와 서울 시민의 심장 크기(b)는 차이가 없을 것이다(a=b)."라고 기술하면 된다.

2) 대립가설

대립가설(alternative hypothesis: H_1)이란 귀무가설에 반대하는 가설로 연구자가 연구에서 주장하는 내용의 가설이라고 할 수 있다. 이는 자료 등과 같은 증거를 통해 입증하고자 하는 가설로 두 변수 간에 값의 차이가 있다는 것을 의미한다($a \neq b$). 이 가설은 H_1으로 나타내며, "대구 시민의 심장 크기(a)는 서울 시민의 심장 크기(b)보다 클 것이다($a>b$, 오른쪽 한쪽 검정)." 혹은 "대구 시민의 심장 크기(a)는 서울 시민의 심장 크기(b)보다 작을 것이다($a<b$, 왼쪽 한쪽 검정)."로 표현할 수 있다.

예시 연구 제목: 대구 지역 주민의 심장 크기와 서울 지역 주민의 심장 크기 차이 비교 연구

- 귀무가설 H_0: 대구 시민의 심장 크기(a)와 서울 시민의 심장 크기(b)는 차이가 없다.
- 대립가설 H_1: 대구 시민의 심장 크기(a)와 서울 시민의 심장 크기(b)는 차이가 있다.

3. 가설 검정

귀무가설 또는 대립가설 중에서 어느 것이 맞는지를 검정하는 데 사용하는 통계량을 검정 통계량[test statistic, T(X)]이라고 한다. 이 검정 통계량의 값에 따라 2가지 중 하나를 선택하면 된다. 즉, 귀무가설이 채택되면 이것으로 끝나는 것이고, 귀무가설을 기각하면 대립가설을 채택하게 된다. 요약하면 귀무가설을 채택 또는 기각하는 과정이 가설 검정이다.

1) 가설 검정의 종류

일반적으로 선행 연구에 기초하여 명확히 진술된 대립가설을 제시할 수 있는 상황이라면 단측검정(one tailed test)을 사용해야 하지만, 선행 연구의 결과가 명확하지 않거나 탐색적 연구에서와 같이 귀무가설(영가설)에서 설정한 평균값과 비교할 모집단의 평균값에 대해 알지

못하는 경우에는 양측검정(two tailed test)을 사용하는 것이 바람직하다.

(1) 단측검정

단측검정은 기각 영역을 한쪽에만 설정하고 가설을 검정하는 것을 의미하며, 우측검정과 좌측검정의 2가지 종류가 있다.

(2) 양측검정

양측검정은 기각 영역을 양쪽에 설정하고 가설을 검정하는 것을 의미하며, 대부분 연구에서 양측검정을 하게 된다.

단측검증과 양측검증

- 좌측검정 H_1: A는 B보다 작다. ($\mu < \mu_0$)
- 우측검정 H_1: A는 B보다 크다. ($\mu > \mu_0$)
- 양측검정 H_1: A는 B와 차이가 있다. ($\mu \neq \mu_0$)

---

2) 가설 검정의 순서

자료의 성질과 검정 목적에 따라 상이한 검정 통계량이 적용되지만, 전반적인 가설 검정 절차를 살펴보면 다음과 같다.

(1) 1단계

통계 검정을 위해 필요한 가정을 살핀다. 검정 대상이 되는 자료의 특성을 검토하고 변수의 분포가 사용하려는 통계 검정 방법이 필요로 하는 가정을 만족하고 있는지 살펴야 한다. 모수 통계 검정을 할 때는 대부분 자료가 연속변수로 측정되어야 하고, 모집단에서 변수의 분포가 정규분포를 가정하고 있어야 한다.

(2) 2단계

귀무가설과 대립가설을 설정한다. 연구 가설을 측정 가능한 통계 가설로 바꾼다.

(3) 3단계

사용할 검정 통계 방법을 찾는다. 사용될 통계법은 변수의 종류와 분포, 연구 설계 및 목적에 의해서 정해져야 한다. 적절한 분포를 선택하여 공식에 의하여 검정 통계량을 계산한다.

(4) 4단계

유의수준을 정한다. 유의수준 α는 제1종 오류를 범할 확률을 조정하는 것으로, 값이 작을수록 귀무가설을 잘못 기각할 확률이 작아진다.

(5) 5단계

기각값을 정한다. 표본의 크기를 반영하는 자유도(degree of freedom)를 계산해야 한다. 자유도에서 정해진 기각역에 해당하는 검정 통계량이 기각값이 된다. 계산된 검정 통계량이 기각값보다 더 큰 경우 귀무가설을 기각한다. 기각값은 양측검정의 경우 일정한 자유도에서 신뢰도계수를 통계표에서 찾아 결정한다.

(6) 6단계

가설 검정의 마지막 과정으로서 일반적으로 P-값(유의확률)을 표시하여 독자가 판정하도록 하고, 일정한 유의수준에서 차이가 있는지를 설명한다. 가설 검정에 대한 P-값은 H_0를 기각했을 때 유의수준보다 작다고 표시한다. 즉 P-값은 검정 통계량 밖에 속할 확률이다.

이러한 일반적인 가설 검정의 과정을 염두에 두고 가설 검정의 여러 가지 방법을 구체적으로 검토해 보자.

가설 검정의 순서

- 귀무가설 H_0와 대립가설 H_1의 설정
- 검정 통계 방법 설정 및 유의수준 α와 기각치의 결정
- 검정 통계 계산
- 검정 통계량에 해당하는 P-값과 유의수준 α의 비교
- 통계적 의사 결정

---

3) 통계적 유의성

통계적 유의성(statistical significance)에 따라 검정 결과의 해석을 달리할 수 있는데, 검정 통계량으로부터 계산된 확률(면적) P-값이 유의수준(α)보다 작은 경우 통계적으로 유의하다고 말한다. 즉, P-값이 유의수준(0.05)보다 작을수록 귀무가설을 기각하고 대립가설을 주장할 충분한 근거가 있다고 판단하게 된다.

▼ 표 2-1 통계적 유의성에 따른 검정 결과의 해석

유의수준	통계적 유의성	판단	검정 결과의 해석
5%	P-값 < 0.05	귀무가설 기각	통계적으로 유의하다.
	P-값 ≥ 0.05	귀무가설 채택	통계적으로 유의하지 않다.
1%	P-값 < 0.01	귀무가설 기각	통계적으로 매우 유의하다.

4. 오류

표본을 측정하여 얻은 결과로 가설을 부정할 때는 기각한다고 하고, 가설을 부정하지 못할 때는 채택한다고 한다. 통계적 가설 검정의 결과는 귀무가설 H_0를 채택하거나 기각하는 것 둘 중의 하나이다. 이때 가설 검정 과정에서 2가지 오류가 발생할 수 있는데, 이를 각각 제1종 오류와 제2종 오류라고 한다.

제1종 오류는 귀무가설이 맞는데 대립가설이 맞다고 잘못 판정할 확률을 말하며, 보통 α로 표시한다. 제2종 오류는 대립가설이 맞는데 귀무가설이 맞다고 잘못 판정할 확률을 말하며, 보통 β로 표시한다.

그러나 α와 β는 서로 상충하기 때문에 α(유의수준)를 고정시킨 뒤에 β가 최소화되도록 기각역을 설정한다.

제1종 오류와 제2종 오류

- 제1종 오류(α): H_0가 사실일 때 H_0를 기각할 오류
- 제2종 오류(β): H_0가 사실이 아닐 때 H_0를 기각하지 않고 받아들일 오류

▼ 표 2-2 의사 결정 행위에 따른 미지의 실제 현상

		미지의 실제 현상	
		H_0가 진실	H_1이 진실
의사 결정 행위	H_0를 채택	• 옳은 결정 • 확률: 1− α • 신뢰수준	• 제2종 오류 • 확률: β
	H_0를 기각	• 제1종 오류 • 확률: α • 유의수준	• 옳은 결정 • 확률: 1− β • 검정력

5. 유의수준과 P-값

가설 설정을 한 후에는 그 가설을 채택하거나 버릴 수 있는 근거로 확률의 일정한 크기를 정한다. 이 확률의 크기를 유의수준(significant level: α)이라고 한다. 통상적으로 0.05를 많이 사용하나, 중요하고 정밀한 것을 요할 때는 더 높은 수준을(0.01 혹은 0.001) 설정하기도 한다.

유의수준이 결정되면 이제 P-값(P-value)을 구하여야 한다. P-값은 귀무가설이 사실이라는 가정하에서, 관찰된 값과 같은 값이 얻어지거나, 또는 그보다 더 극단적인 값이 얻어질 확률을 말한다. 이 P-값이 작을수록 귀무가설을 기각할 근거가 강해지고 유의한 수준이 되게 된다. SPSS 통계 프로그램으로 분산분석을 했을 경우 유의확률로 표시된 값(P-값)으로 결정하고, T-검정은 유의확률 양쪽으로 표시된 값(P-값)으로 결정된다. 실례로 보면 분산분석(T-검정도 동일)에서 P-값이 0.0321일 경우 유의수준 0.05보다 작으므로, “각 집단 간의 평균값의 차이는 없을 것이다.”라는 귀무가설은 기각되어 “각 집단 간의 평균값의 차이는 있다.”라고 해석하면 된다. 그러나 유의수준을 0.01로 설정하면 0.01보다 크므로 귀무가설이 채택되어 “각 집단 간의 평균값의 차이는 없다.”라고 하면 된다.

유의확률은 가설(H_0, H_1)과 연계되는 개념으로 실제로는 H_0가 참인데도 불구하고, H_1이라고 잘못 선택할 확률, 즉 제1종 오류를 범할 확률을 의미하고, 다른 의미로는 “H_1이다.”라고 주장하는데, 그것이 틀릴 확률을 의미한다.

유의수준(significant level: α) 가설 설정을 한 후 그 가설을 채택하거나 버릴 수 있는 근거로 확률의 일정한 크기를 정할 때, 이 확률의 크기를 의미한다.

예시 연구 제목: 남자 키와 여자 키의 상호분석

- H_0: 남자의 키와 여자의 키는 같다.
- H_1: 남자의 키와 여자의 키는 다르다.

실제로 통계학에서 위 예시와 같은 가설을 검정할 때 H_0가 아니라는 증거를 수집해서 제시하는 것이 P-값이다. 쉬운 이해를 위해서 약간 다르게 설명하면, H_1이라는 증거를 수집하게 될 때 그 증거가 바로 P-값이라는 것이다. 만약 P-값이 0.01이라고 한다면, 이 말의 의미는 본래는 남자와 여자의 키가 같지만 표본을 뽑다 보니 우연히도 남자에서는 키가 큰 사람만 뽑힌 경우 남사가 여자보다 평균 키가 크다는 결과가 나오게 되는데, 이와 같은 현상이 일어날 확률이 0.01(1%)이라는 것이다.

다른 말로 표현을 한다면, "남자와 여자의 키가 다르다. 즉, 남자가 여자보다 크다."라고 결론을 내렸는데, 이 결론이 틀릴 확률이 1%라는 의미이다. 거꾸로 말하면 우리가 내린 결론이 맞을 확률이 0.99(99%)라는 의미이므로, 우리는 "H_1: 성별에 따른 키는 유의한 차이가 있다." 라는 결론을 내리게 된다.

여기서 우리는 유의수준을 어떻게 설정하느냐에 따라서 귀무가설이 채택 혹은 기각이 되는 것을 볼 수 있는데 최근에는 유의수준을 특별히 정하지 않는 경우도 있다. 이것은 분석 결과를 독자로 하여금 판단하게 하기 위함이다. 앞서 보았듯이 연구자가 설정한 유의수준에 따라 귀무가설의 채택 여부가 결정되게 하기보다 P-값을 제시하기만 하고 유의수준은 독자들이 판단하게 하는 것도 좋을 듯하다.

6. 연구의 형태

질병의 원인 또는 위험 요인을 찾는 역학적 연구 방법은 크게 관찰 연구(observational study)와 실험 연구(experimental study)로 구분한다. 관찰 연구는 어떤 실험적 자극이나 행위를 가하지 아니한 자연 상태에서 일어나는 현상으로부터 정보를 수집하여 비교·분석하는 연구를 말하고, 실험 연구란 직접 실험을 통한 연구 방법으로 이론상으로는 가장 이상적인 방법이나 인간을 대상으로 하는 연구에서는 이 방법을 적용하기에는 아주 제한적일 수밖에 없다. 따라서 대부분의 역학적 연구 방법은 관찰 연구에 의존하는 경향이 있다.

관찰 연구는 기술역학과 분석역학으로 구분되는데, 기술역학에는 주로 생태학적 연구(ecological study)와 사례 보고(case report)가 있고, 분석역학에는 단면조사 연구(cross-sectional study), 환자-대조군 연구(case-control study), 코호트 연구(cohort study)가 있다. 여기서는 분석역학에서 주로 많이 사용되는 단면조사 연구, 환자-대조군 연구, 코호트 연구에 대하여 설명하고자 한다.

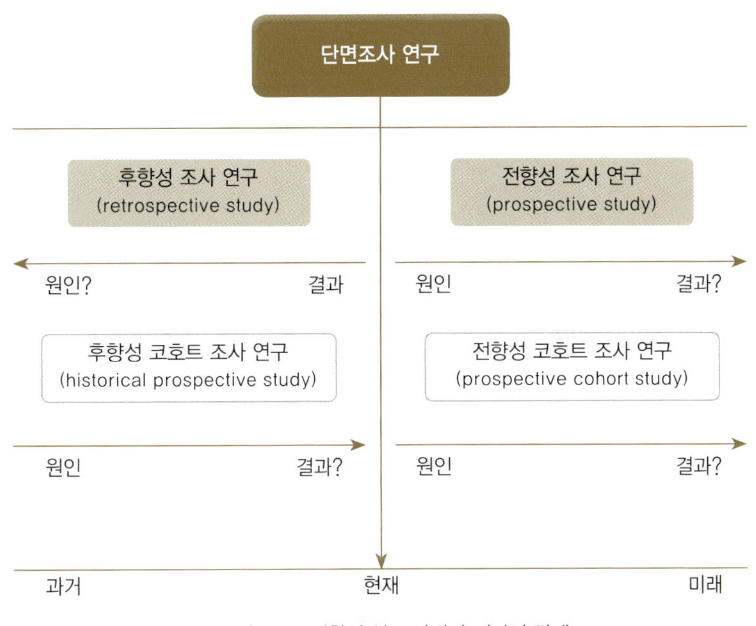

▲ 그림 2-1 역학적 연구 방법과 시간적 관계

1) 단면조사 연구

단면조사 연구는 질병의 원인 요소와 질병을 동시에 조사하기 위하여 서로 간의 관련성을 보는 방법으로 상관관계 연구(correlation study)라고도 한다. 이 연구는 구체적인 가설을 가진 상태에서 그 가설을 검증하기 위해 시행되는데, 장·단점은 다음과 같다.

관찰 연구(observational study) 어떤 실험적 자극이나 행위를 가하지 아니한 자연 상태에서 일어나는 현상으로부터 정보를 수집하여 비교·분석하는 연구이다.

실험 연구(experimental study) 직접 실험을 통한 연구 방법이다.

▼ 표 2-3 단면조사 연구의 장 · 단점

장점	단점
• 비교적 단시간 내에 결과를 얻을 수 있어 경제적이다. • 환자-대조군 연구나 코호트 연구에 비하여 시행하기 쉽다. • 동시에 여러 종류의 질병과 발생 요인의 관련성을 조사할 수 있다. • 일반화가 쉽다.	• 빈도가 낮은 질병이나 이환 기간이 짧은 급성 감염병에는 부적절하다. • 일정한 시점에서 조사를 하기 때문에 상관관계만을 알 수 있을 뿐이며, 인과관계(시간적 선후관계)를 규명하지는 못한다. • 대상 인구 집단이 비교적 커야 한다.

2) 환자-대조군 연구

환자-대조군 연구는 질병에 걸린 것으로 확인된 집단인 환자군(the cases)과 질병에 걸리지 않은 집단인 대조군(the controls)을 서로 비교하여, 어떤 요인들과 특정 질병들 간의 관련성을 조사하고자 할 때 사용된다. 이때 환자군이나 대조군을 잘 선택하여야 한다. 대조군은 연구하고자 하는 질병이 없음은 물론 연령, 성별, 그리고 경제 상태 등 여러 요인들의 특성이 환자와 비슷한 조건이어야 한다.

이 연구는 비용과 시간이 적게 들고, 희귀 질병 등의 연구에 적합하나 적절한 대조군의 선택이 어렵고, 회상 등에서 오류가 일어나기 쉽다. 이 외에 환자-대조군 연구의 구체적인 장점과 단점은 다음과 같다.

▼ 표 2-4 환자-대조군 연구의 장 · 단점

장점	단점
• 연구가 비교적 용이하며, 비용이 적게 든다. • 적은 연구 대상자로도 연구가 가능하고, 희귀한 질병을 조사하는 데 적절하다. • 연구 결과를 비교적 빠른 시일 안에 얻을 수 있다.	• 비교하려는 요소 이외의 모든 조건이 비슷한 대조군 선정이 어렵다. • 연구에 필요한 정보가 과거 행위에 관한 것이므로 각종 편견이 발생할 수 있다. • 코호트 연구에서와 같은 비교 위험도 등을 구할 수 없고, 비차비에 의한 간접 비교만을 할 수 있다.

3) 코호트 연구

코호트(cohort)는 같은 특성을 가진 인구 집단이란 뜻이다. 즉, 어떤 인구 집단을 출생 연도별로 구분해 2000년 출생 코호트라는 것을 만들 수 있고, 광부, 선원 등과 같은 특수 직업 코호트도 만들 수 있다.

코호트 연구란 질병의 원인과 관련되어 있다고 생각되는 어떤 특성을 가진 인구 집단과 가지고 있지 않은 인구 집단을 계속 관찰하여 특정 질병의 발생을 시간의 경과에 따라 전향적(prospective)으로 추적·관찰하여 서로 간의 질병 발생률에 차이가 있는가를 비교하는 방법이다. 이 연구의 장·단점은 아래와 같다.

▼ 표 2-5 코호트 연구의 장·단점

장점	단점
• 비교 위험도와 귀속 위험도를 직접 측정할 수 있다. • 비교적 신뢰성이 높은 자료를 얻을 수 있다. • 시간적 선후관계가 분명하다.	• 시간, 노력 및 비용이 많이 든다. • 많은 대상자가 필요하므로 발생률이 낮은 질병에는 부적절하다. • 연구 대상자가 사망하거나 이동하는 등 중도에 탈락할 가능성이 높다.

4) 실험 연구

실험 연구는 연구 목적상 관심이 있는 변수들만을 선정하여 그들만의 관계를 집중적으로 관찰·분석하는 방법이다. 실험은 대체적으로 실험자가 인위적으로 독립변수(실험변수)의 종류 및 변화의 강도를 조절하여 실험 대상에 가함으로써 독립변수의 변화가 종속변수에 미치는 영향을 연구하는 것을 의미한다. 즉, 음악치료의 효과에 있어서 클래식음악이 독립변수가 되고 이 음악을 들려 주거나 들려 주지 않거나 혹은 강도를 달리하여 치료 효과(종속변수)가 있는가를 보게 된다.

이때 종속변수에 영향을 줄 수 있는 변수를 다 고려할 필요는 없으며, 특히 관심이 있는 변수들만을 고려하면 된다. 실험 대상자를 선택할 때는 동일 집단의 실험 전과 실험 후를 비교하는 방법이 있는데, 이 경우 짝비교를 하면 된다(PART 06 두 집단의 평균비교 참조). 그러나 동시에 실험 대상자(실험군)와 그 비교 대상자(대조군)를 만들어 연구하는 경우도 많다.

7. 신뢰도 평가

연구하고자 하는 변수의 속성을 측정하고자 할 때 측정하고자 하는 변수의 속성이나 도구를 완벽하게 개발하기 어렵기 때문에 측정상의 오차가 발생한다. 이러한 오차는 크게 체계적 오차(systematic error)와 비체계적 오차(random error)로 구분된다.

체계적 오차는 치우침(bias)이라고도 하며 치우침이 적은 자료를 타당도(validity)가 높은 자료라 평가한다. 비체계적 오차는 측정상 일어나는 오차를 말하며 측정 오차가 적은 자료를 신뢰도(reliability)가 높은 자료라 평가한다.

1) 신뢰도

신뢰도(reliability)란 비교 가능한 독립된 측정 방법에 의해 대상을 측정하는 경우 결과가 비슷하게 되는 것을 말한다. 동일한 측정 도구로 조사할 때마다 그 결과가 다르다면 그만큼 측정 도구의 신뢰도는 떨어진다. 신뢰도를 측정하는 방법은 다음과 같다.

(1) 재검사법

재검사법(multiple forms method)은 동일한 측정 대상에 대하여 동일한 상황하에서 동일한 측정 도구를 사용하여 2회 이상 측정하여 그 측정값 사이의 신뢰도를 측정하는 방법이다.

(2) 복수 양식법

복수 양식법(split-half method)은 동일한 대상에 대하여 거의 동등한 2개 이상의 측정 도구를 이용하여 동시에 측정한 경우에 이들 간의 상관관계를 분석하는 방법이다.

(3) 반분법

반분법(split-half method)은 다수의 측정 항목을 서로 대등한 2개의 그룹으로 나누고 두 그룹의 항목별 측정치의 상관관계를 조사하는 방법이다.

(4) 내적 일관성

내적 일관성(internal consistency reliability)은 동일한 개념을 측정하기 위하여 여러 개의 항목을 이용하는 경우, 신뢰도를 저해하는 항목을 찾아내어 측정 도구에서 제외시킴으로써 측정

> 타당도(validity) 척도가 측정하고자 하는 개념을 얼마나 정확하게 측정하고 있는지를 나타내는 개념이다. 즉, 측정하려는 것을 정확히 측정했는지를 의미한다.
>
> 신뢰도(reliability) 동질 대상에 대한 유사한 측정 방법들 사이에 일관성 있는 측정 결과를 얻을 수 있는지를 판단하는 개념이다. 즉, 응답의 일관성을 의미한다. 일관성 있는 결과가 나올수록 측정 도구의 신뢰도가 높다고 할 수 있다.

도구의 신뢰도를 높이는 방법으로, 크론바하 알파계수(cronbach's alpha)를 이용한다.

알파계수에 대한 명확한 기준은 없지만 사회과학의 경우 보통 0.70 이상이면 신뢰성이 있다고 한다(김충련, 1993). Nunnally(1978)는 설문 항목 수가 10개 이하인 경우 0.70 이상이면 신뢰도가 상당히 양호하다고 보고 있으며, 개념의 측정 초기 단계에서는 0.50~0.60, 기초 연구는 0.80, 중요한 의사 결정을 하기 위한 응용 연구는 0.90~0.95가 바람직하다고 한다.

TIP

- 변수를 구성하는 항목이 반드시 2개 이상인 경우에 한하여 알파계수를 구한다.

2) SPSS를 이용한 신뢰도 분석

설문지에서 환자 만족도를 조사하기 위한 여러 변수들 중 '의료진 친절도'에 관한 변수가 5항목으로 구성되었다. 이들 변수들의 알파계수를 구하기 위해서는 SPSS 프로그램을 이용하여 '의료진 친절도'에 대한 신뢰도 분석을 하면 된다. 분석하는 과정은 다음과 같다.

① 주 메뉴에서 분석(A) → 척도화분석(A) → 신뢰도 분석(R) → 클릭을 하면 [그림 2-2]와 같이 신뢰도 분석 대화상자가 나타난다.

② [그림 2-3]과 같이 분석할 변수인 '의료진 친절도' 5문항을 선정한 후 [▶]를 클릭하여 오른쪽의 항목(I) 상자로 이동시킨다.

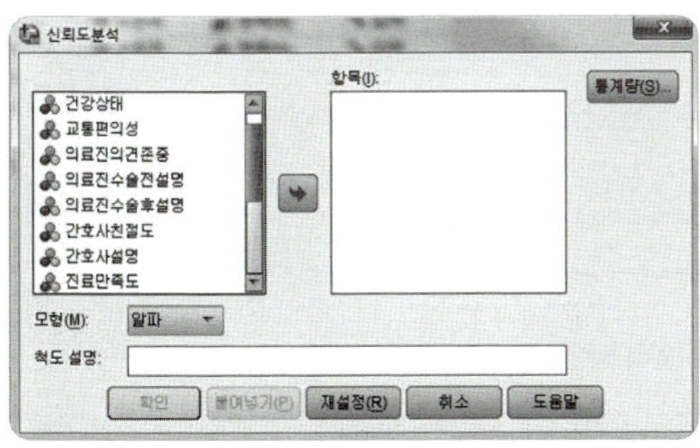

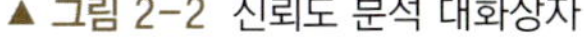
▲ 그림 2-2 신뢰도 분석 대화상자

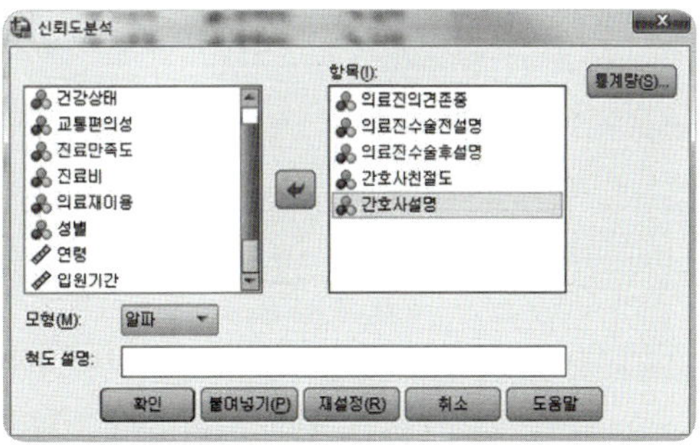

▲ 그림 2-3 분석 대상 변수 선정

③ [그림 2-3]에서 통계량(S)을 누르면 [그림 2-4]와 같이 통계량 대화상자가 나타난다. 다음에 대한 기술통계량에서 항목(I), 척도(S), 항목제거시 척도(A)를 선택한 후 계속을 누른다.

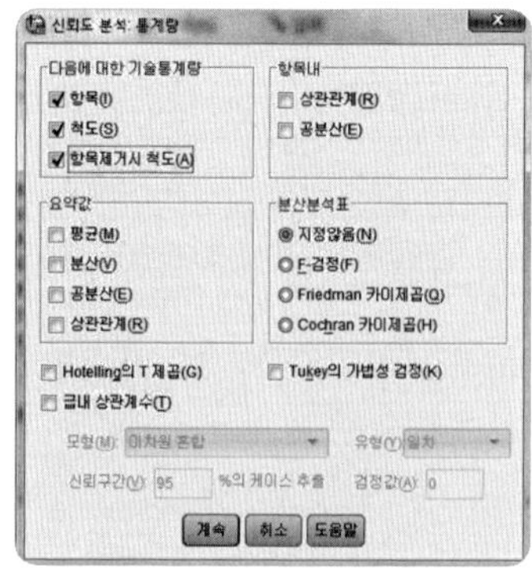

▲ 그림 2-4 통계량 대화상자

④ [그림 2-3]에서 확인을 누르면 [표 2-6]과 같이 신뢰도 분석 결과가 나타난다.

▼ 표 2-6 신뢰도 분석 결과

신뢰도 통계량

Cronbach의 알파	항목 수
.831	5

항목 통계량

	평균	표준편차	N
의료진의견존중	3.68	.972	200
의료진수술전설명	3.58	.910	200
의료진수술후설명	3.53	.801	200
간호사친절도	3.74	.915	200
간호사설명	3.42	.974	200

항목 총계 통계량

	항목이 삭제된 경우 척도 평균	항목이 삭제된 경우 척도 분산	수정된 항목-전체 상관관계	항목이 삭제된 경우 Cronbach 알파
의료진의견존중	14.26	8.045	.640	.794
의료진수술전설명	14.36	8.544	.591	.807
의료진수술후설명	14.41	8.846	.636	.797
간호사친절도	14.20	8.623	.570	.813
간호사설명	14.52	7.698	.717	.770

척도 통계량

평균	분산	표준편차	항목 수
17.94	12.519	3.538	5

⑤ 논문 표 작성 시에는 [표 2-6]의 신뢰도 통계량에서 Cronbach의 알파를 이용하면 된다. 혹시나 Cronbach 알파의 값이 0.6 미만이 되면 항목 총계 통계량에서 항목이 삭제된 경우 Cronbach 알파의 값이 가장 높은 변수를 신뢰도 분석 시 변수 선정에서 제외하고 분석을 하면 된다. 가령, 신뢰도 통계량에서 Cronbach 알파의 값이 현재의 0.831이 아닌 0.531이 나왔다고 가정하면 항목 총계 통계량에서 항목이 삭제된 경우 Cronbach 알파의 값이 가장 높은 변수인 '간호사친절도'를 변수 선정에서 제외하고 '의료진 친절도' 4문항을 신뢰도 분석하면 Cronbach 알파의 값이 0.813으로 바뀌게 된다. 그리고 근본적인 신뢰도를 높이기 위해서는 첫째, 측정 도구의 모호성을 줄인다. 둘째, 측정 항목을 늘린다. 셋째, 측정자의 태도에 일관성을 부여한다. 넷째, 조사 대상자가 모르는 분야는 측정을 하지 않는다. 다섯째, 동일한 질문이나 유사한 질문을 반복한다. 여섯째, 이전에 조사에서 이미 신뢰성이 있다고 인정된 측정 도구를 사용한다.

3) 논문 표 작성 및 설명

'의료진 친절도에 대한 신뢰도 분석'을 나타낸 [표 2-7]에서 신뢰도(α)가 0.831로 높게 나와 '의료진 친절도'에 대한 항목 간의 관련성이 높다고 할 수 있다.

▼ 표 2-7 의료진 친절도에 대한 신뢰도 분석

요인	설문 번호	신뢰도(α)
의료진 친절도	3, 4, 5, 6, 7	0.831

4) 타당도

타당도는 측정 도구가 측정하고자 하는 개념을 제대로 측정할 수 있는 정도를 의미한다. 타당도를 측정하는 방법은 다음과 같다.

(1) 내용 타당도

내용 타당도(content validity)는 측정 도구 자체가 측정하고자 하는 개념을 정확히 반영하고 있는가에 대한 것으로, 주로 전문가의 주관적인 판단으로 할 수 있다.

(2) 예측 타당도

예측 타당도(predictive validity)는 현재의 측정이 미래 시점에서의 상태 변화를 예측할 수 있는가를 측정하는 것이다.

(3) 개념 타당도

개념 타당도(construct validity)는 측정 도구가 실제로 무엇을 측정하였는가 또는 조사자가 측정하고자 하는 추상적인 개념이 실제로 측정 도구에 의해서 적절하게 측정되었는가를 의미한다.

이 개념 타당도를 측정하는 데에는 비슷한 변수들끼리는 상관관계가 높아야 한다는 집중 타당도와 서로 다른 변수들끼리는 상관관계가 낮아야 한다는 판별 타당도가 있다. 그러나 일반적으로 개념 타당도를 조사하기 위해서는 요인분석(factor analysis)이 많이 사용된다(PART 11 요인분석 및 판별분석 참조).

PART 02
연습문제

01 통계적 가설 검정에 대하여 설명하시오.

02 귀무가설과 대립가설에 대하여 설명하시오.

03 가설 설정에서 제1종 오류와 제2종 오류에 대하여 설명하시오.

04 분석역학 연구 방법 3가지에 대하여 설명하시오.

05 신뢰도와 타당도에 대하여 기술하시오.

해답

01 통계적 가설 검정(statistical hypothesis test)이란 모집단(population)에 대한 어떤 가설을 세워 놓고 표본의 관찰을 통하여 이 가설이 옳고 그름을 확률적으로 판정하는 것을 말한다.

02 1) **귀무가설**(null hypothesis: H_0): 연구자의 주장과 반대되는 가설로서 실제로 연구에서 검증되는 가설이다. 이 가설은 H_0로 나타내는데, 연구하는 대상 간에는 "차이가 없다." 또는 "관련성이 없다."로 표현한다.

2) **대립가설**(alternative hypothesis: H_1): 귀무가설에 반대하는 가설로 연구자가 연구에서 주장하는 내용의 가설이라고 할 수 있다. 이는 자료 등의 강력한 증거를 통해 입증하고자 하는 가설로 귀무가설과 대립되는 가설이다.

03 1) **제1종 오류**: 귀무가설이 맞는데 대립가설이 맞다고 잘못 판정할 확률을 말하며 보통 α로 표시한다.

2) **제2종 오류**: 대립가설이 맞는데 귀무가설이 맞다고 잘못 판정할 확률을 말하며 보통 β로 표시한다.

04 분석역학 연구 방법에는 대표적으로 다음의 3가지 방법이 있다.

① **단면조사 연구**(cross-sectional study): 질병의 원인 요소와 질병을 동시에 조사하기 위하여 서로 간의 관련성을 보는 방법으로 상관관계 연구(correlation study)라고도 한다.

② **환자-대조군 연구**(case-control study): 질병에 걸린 것으로 확인된 집단인 환자군(the cases)과 질병에 걸리지 않은 집단 대조군(the controls)을 서로 비교하여, 어떤 요인들과 특정 질병들 간의 관련성을 조사하고자 할 때 사용된다.

③ **코호트 연구**(cohort study): 질병의 원인과 관련되어 있다고 생각되는 어떤 특성을 가진 인구 집단과 가지고 있지 않은 인구 집단을 계속 관찰하여 특정 질병의 발생을 시간의 경과에 따라 전향적(prospective)으로 추적 · 관찰하여 서로 간의 질병 발생률에 차이가 있는가를 비교하는 방법이다.

05 1) **신뢰도**(reliability): 비교 가능한 독립된 측정 방법에 의해 대상을 측정하는 경우 결과가 비슷하게 되는 정도를 말한다.

2) **타당도**(validity): 측정 도구가 측정하고자 하는 개념을 제대로 측정할 수 있는 정도를 의미한다.

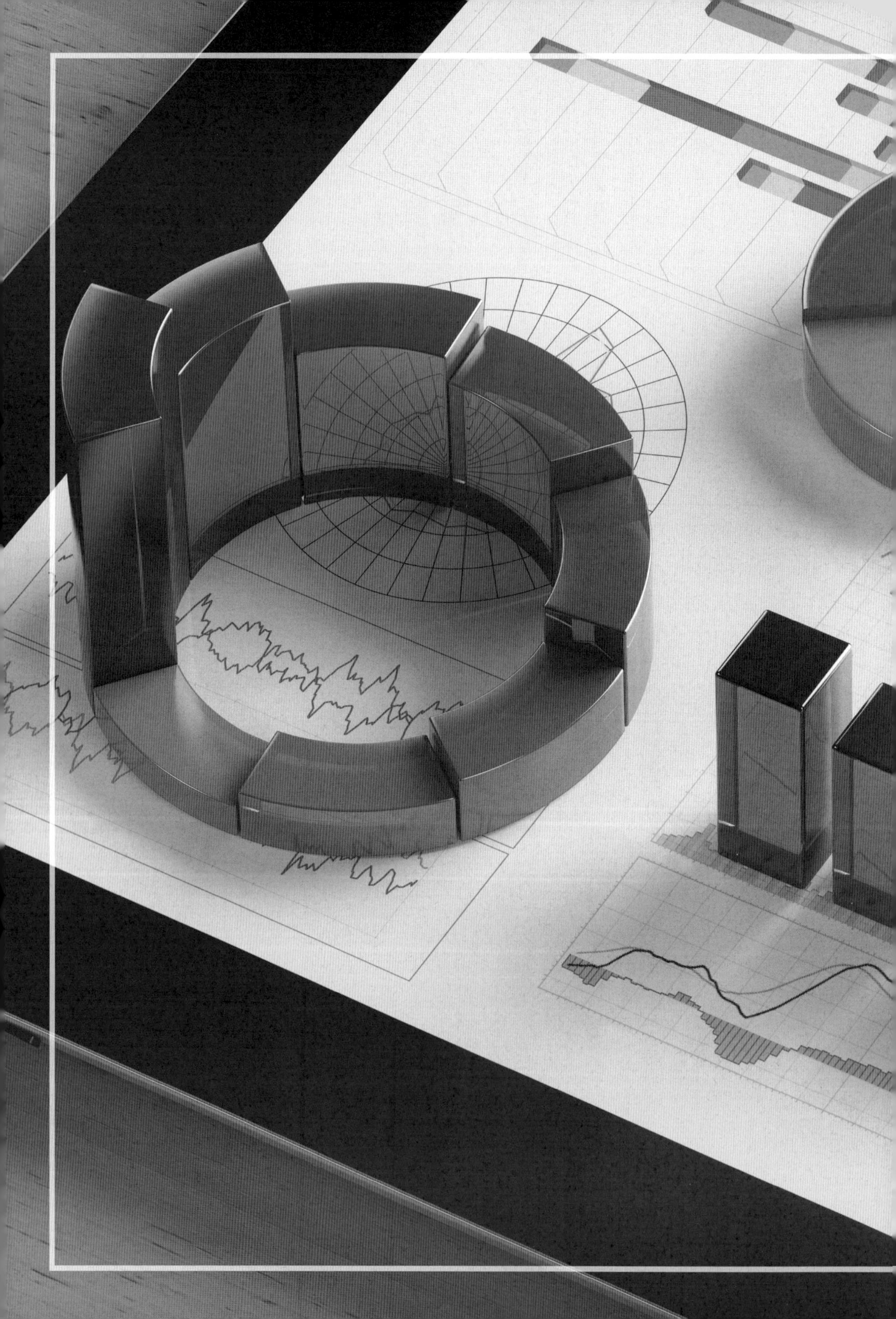

PART

03

설문지 작성 및 자료 입력

학습목표

1. 설문조사 시 수행하는 사전 검사에 대하여 설명할 수 있다.
2. 설문지 작성 요령에 대하여 설명할 수 있다.
3. 자료 코딩 방법에 대하여 설명할 수 있다.

1. 설문지 작성

설문지 작성이란 설문에 포함될 질문 항목 또는 문항을 실제로 하나하나 문장화하고 전체의 질문서 체제를 갖추는 과정으로, 문항의 언어 구성 및 질문과 응답의 형식을 기본적으로 결정하여야 한다.

설문지를 구성하는 문항의 언어 구사와 형식이 정해지면, 이를 조직적으로 배열하고 설문의 외형을 갖추어 사전 검사(pilot survey, pre-testing)를 하게 된다. 이후 사전 검사를 통해 확인한 사항들을 바탕으로 설문지를 최종적으로 확정한다. 문항 배열은 일정한 원칙이 있다고 보기 어렵지만 배열 순서가 응답의 성격에 영향을 미칠 수 있고 자료 수집 활동 자체를 좌우할 수 있으므로 다음 사항을 고려하여야 한다.

먼저, 설문지의 문항은 응답자의 심리적 반응과 태도 성향 등을 고려하여 자연스러운 흐름을 타듯이 순서가 지워지도록 배열하는 것이 기본 원칙이며, 적어도 논리적인 질서를 따라 배열하고 저항감이나 의혹을 자주 표시하지 않아야 한다. 그러므로 관심을 끌 수 있고 흥미를 유도하는 질문부터 시작하여야 하며 문항의 배열상 앞에 응답한 내용이 뒤의 질문에 영향을 미쳐서는 안 된다.

또한, 문항의 길이, 형식 등을 다양화하여 지루함이 없게 하고 심리적 부담이 되지 않도록 유의하여야 하며 신뢰도를 점검하는 질문 삽입은 주의를 요한다. 따라서 가벼운 질문부터 시작하여 핵심으로 유도하는 방식을 취하여야 한다. 이를 위해 설문지는 대체로 연구 소개, 준비용 질문, 주제를 다루는 질문, 마무리 질문의 순서로 조직하는 것이 상식이며 이런 것은 되도록 부드럽고 자연스럽게 배열하여 논리적으로 무리가 없도록 하여야 한다.

설문지를 완성하면 일정한 수의 사람들을 대상으로 그 설문지를 적용·시험해 보는 활동으로 사전 검사를 하게 되는데 사전 검사의 주기능은 설문지의 언어 구성, 배열 순서, 형식, 내용 같은 것들이 과연 적합하고 적절한가를 확인하는 일이다. 그리하여 불필요하거나 부적합한 문항들을 빼고, 수정·보완하여 전체 연구의 질을 높이게 된다.

설문지 작성 설문에 포함될 질문 항목 또는 문항을 실제로 하나하나 문장화하고 전체의 질문서 체제를 갖추는 과정이다.

사전 검사(pilot survey, pre-testing) 설문지를 일차적으로 완성한 후, 일정한 수의 사람들을 대상으로 그 설문지를 적용·시험해 보는 활동이다. 사전 검사의 주기능은 설문지의 언어 구성, 배열 순서, 형식, 내용 같은 것들이 과연 적합·적절한가를 확인하는 일이다.

2. 설문지 설계

1) 설문지 작성의 순서

① 연구 문제, 이론, 가설, 목적 등 자료 수집법(질문의 내용 및 형식)과의 관계를 다시 한번 점검한다.

② 얻고자 하는 정보의 성격(질문의 내용)을 규정한다.

③ 질문의 형식과 질문 방법을 정한다.

④ 설문을 만들고 설문서를 초안한다.

⑤ 설문을 재검토 · 수정한다.

⑥ 설문들을 배열하고, 설문지를 완성한다.

⑦ 사전 검사를 거쳐 재수정한다.

⑧ 설문지를 편집하고, 설문지 응답 요령(면접의 경우 면접자 지침)을 준비한다.

⑨ 부호화를 위한 지침이나 사전 부호화의 틀을 마련한다.

⑩ 설문지의 외양을 결정하여 인쇄한다.

2) 질문의 요령

① 가능한 한 쉽고 의미가 명확하게 구분되는 단어를 이용한다.

② 다지선다형 응답에 있어서는 가능한 응답을 모두 제시해 주어야 한다.

③ 응답 항목들 간의 내용이 중복되어서는 안 된다.

④ 하나의 항목에 2가지 내용이 포함되어서는 안 된다.

⑤ 연구자 임의로 응답자들에 대한 가정을 하여서는 안 된다.

⑥ 단어들의 뜻을 명확히 설명하여야 한다.

⑦ 응답자들에게 지나치게 자세한 응답을 요구하여서는 안 된다.

⑧ 응답자가 대답하기 곤란한 질문들에 대해서는 직접적인 질문을 피하도록 한다.

⑨ 특정 대답을 유도하는 질문을 하여서는 안 된다.

⑩ 응답자들이 정확한 대답을 모르는 경우에는 중간값을 선택하는 경향이 있음을 알아야 한다.

⑪ '그리고', '와', '과'의 사용에 주의하여야 한다.

3) 설문지의 예

의료 서비스에 대한 환자 만족도 조사(입원)

설문에 응답해 주시는 귀하의 빠른 쾌유와 함께 가정의 행운을 진심으로 기원합니다. 본 설문서는 59문항이며 약 10분간 소요될 것입니다. 바쁘시더라도 진료받으시는 동안 불편한 사항이나 개선해야 할 내용이 있으면 정성껏 답해 주시면 고맙겠습니다. 본 자료는 익명으로 전산 처리되므로 답변 내용에 대해서는 일체 비밀이 보장됩니다.

한국대학교 대한민국과 ○○○ 올림(☎ 000-000-0000)

면 접 원: ____________________

면접장소: ____________________

면접일시: ____년 ____월 ____일 ____시

※ 입원 당시의 상황에 관하여 여쭈어 보겠습니다.

1. 입원 당시 귀하의 건강 상태는 어떠하였습니까?

   ① 매우 나쁘다 ② 나쁘다 ③ 보통이다 ④ 좋다 ⑤ 매우 좋다

2. 이 병원에 내원하실 때 교통편은 어떠하였습니까?

   ① 아주 불편 ② 불편 ③ 보통 ④ 편리 ⑤ 아주 편리

※ 본 병원의 의료진들의 친절도에 관해 여쭈어 보겠습니다.

	매우 불만	불만	보통	만족	매우 만족
3. 의료진(의사, 간호사 등)은 귀하의 의견이나 요구를 존중하여 주었습니까?	①	②	③	④	⑤
4. 의료진은 검사, 처치, 또는 수술 전에 필요성과 부작용에 대한 설명을 잘해 주었습니까?	①	②	③	④	⑤

(계속)

5. 검사, 처치 또는 수술 후 그 결과에 대한 의료진의 설명은 만족스러웠습니까?	①	②	③	④	⑤
6. 간호사는 귀하를 친절하게 대하였습니까?	①	②	③	④	⑤
7. 간호사는 환자 간호와 관련하여 시행 전후 설명을 잘해 주었습니까?	①	②	③	④	⑤

※ 다음은 본 병원을 이용하시면서 느끼신 점에 대하여 여쭈어 보겠습니다.

8. 본 병원에서 받으신 진료 서비스에 대하여 전반적으로 어떻게 생각하십니까?

① 매우 불만 ② 불만 ③ 보통 ④ 만족 ⑤ 매우 만족

9. 본 병원에서의 진료비에 대해 어떻게 생각하십니까?

① 매우 비싸다 ② 비싸다 ③ 보통이다 ④ 싸다 ⑤ 매우 싸다

10. 다시 입원 치료가 필요한 경우가 생긴다면 본 병원을 재이용하시겠습니까?

① 이용하겠다 ② 이용하지 않겠다 ③ 모르겠다

– 지면 관계상 일부 내용 생략 –

※ 마지막으로 환자분의 일반적인 사항에 대하여 여쭈어 보겠습니다.

55. 성 별: ① 남자 ② 여자

56. 연 령: 만 ____세

57. 입원기간: ____일

58. 직 업: ① 기업주 및 고위임직원, 고위관리직 ② 전문직 ③ 군인
④ 중간관리직, 사무직 ⑤ 생산직 ⇒ 숙련기술직 ( ) 단순노무직 ( )
⑥ 서비스직 ⇒ 기술직 ( ) 비숙련서비스 및 판매직 ( )
⑦ 가사 ⑧ 무직

59. 최종학력: ① 무학 ② 초졸 ③ 중졸 ④ 고졸 ⑤ 전문대졸 ⑥ 대졸 이상

♣ 설문에 응해 주셔서 대단히 감사합니다. ♣

3. 자료 입력(코딩)

수집된 자료를 전산으로 처리하기 위해서는 분석에 이용할 수 있는 형태로 자료를 정리·코딩(coding)하여야 한다. 코딩할 때 숫자만 가능한 것은 아니지만, 숫자로 입력하는 것이 통계 분석 시 편리하다. SPSS를 이용하기 위해 코딩하는 방법은 크게 3가지다. 첫째, SPSS 데이터 편집기 창에서 직접 자료를 입력하는 방법, 둘째, Excel에서 자료를 입력하는 방법, 셋째, 워드프로세서에서 자료를 입력하는 방법이다. 코딩 과정은 '3) 설문지의 예'에 있는 설문 문항을 바탕으로 살펴보고자 한다. 코딩 전 [표 3-1]과 같은 코딩 지침서를 만들면 편리하다.

▼ 표 3-1 코딩 지침서

설문 번호	열(column)	설문 내용	코딩 방법	변수명
0	1~3	ID 번호	실수로 기입 예 1번=001	ID
1	4	건강 상태	1=매우 나쁘다, … , 5=매우 좋다	V1
2	5	교통 편의성	1=아주 불편, … , 5=아주 편리	V2
3	6	의료진 의견 존중	1=매우 불만, … , 5=매우 만족	V3
4	7	의료진 수술 전 설명	1=매우 불만, … , 5=매우 만족	V4
5	8	의료진 수술 후 설명	1=매우 불만, … , 5=매우 만족	V5
6	9	간호사 친절도	1=매우 불만, … , 5=매우 만족	V6
7	10	간호사 설명	1=매우 불만, … , 5=매우 만족	V7
8	11	진료 만족도	1=매우 불만, … , 5=매우 만족	V8
9	12	진료비	1=매우 비싸다, … , 5=매우 싸다	V9
10	13	의료 재이용	1=이용함, 2=이용하지 않음, 3=모름	V10
11	14	성별	1=남자, 2=여자	V11
12	15~16	연령	실수로 기입 예 55세=55, 9세=09	V12
13	17~19	입원 기간	실수로 기입 예 120일=120, 8일=008	V13
14	20	직업	1=기업주, … , 8=무직	V14
15	21	학력	1=무학, … , 6=대졸 이상	V15

1) 데이터 편집기 창에서의 자료 입력

자료를 SPSS 데이터 편집기 창에 직접 입력하는 방법은 자료의 양이 많지 않은 경우에 주로 이용되나, 다른 통계 프로그램(예 SAS)에 호환이 되지 않는다는 단점이 있다.

TIP

SPSS를 이용하기 위해 코딩을 하는 방법은 크게 3가지로 구분된다. 첫 번째는 SPSS 데이터 편집기 창에서 직접 자료를 입력하는 방법이고, 두 번째는 Excel에서 자료를 입력하는 방법이며, 세 번째는 워드프로세서에서 자료를 입력하는 방법이다. 각 방법으로 저장 시 확장자명이 구분되는데, 먼저 SPSS 통계 프로그램에서 직접 입력하면, (*.sav), Excel에서 저장하면 (*.xls), 아래한글 또는 MS Word에서 저장하면 (*.txt)로 저장되어야 한다.

이를 위해 주 메뉴에서 파일(F)을 클릭한 후 새로 만들기(N)에서 데이터(A)를 선택해서 [그림 3-1]과 같이 자료를 입력한다. 자료 입력이 끝나면 파일(F)을 클릭한 후 다른 이름으로 저장(A)에서 새로운 파일 이름을 지정해 주고 저장하기를 하면 된다. 이때 저장되는 파일은 확장자가 sav로 자동으로 지정된다.

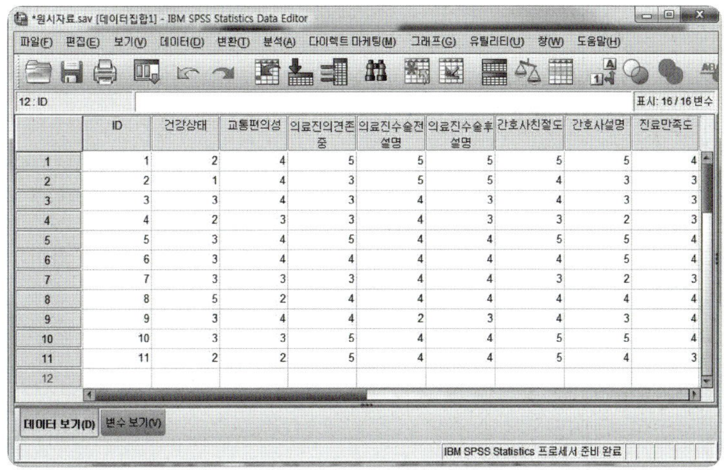

	ID	건강상태	교통편의성	의료진의견존중	의료진수술전설명	의료진수술후설명	간호사친절도	간호사설명	진료만족도
1	1	2	4	5	5	5	5	5	4
2	2	1	4	3	5	5	4	3	3
3	3	3	4	3	4	3	4	3	3
4	4	2	3	3	4	3	3	2	3
5	5	3	4	5	4	4	5	5	4
6	6	3	4	4	4	4	4	5	4
7	7	3	3	3	4	4	3	2	3
8	8	5	2	4	4	4	4	4	4
9	9	3	4	4	2	3	4	3	4
10	10	3	3	5	4	4	5	5	4
11	11	2	2	5	4	4	5	4	3
12									

▲ 그림 3-1 SPSS 데이터 편집기 창에서의 자료 입력

2) Excel에서의 자료 입력

Excel에서 자료를 입력할 때 기본적으로 할 일은 변수명 설정이다. [그림 3-2]와 같이 변수

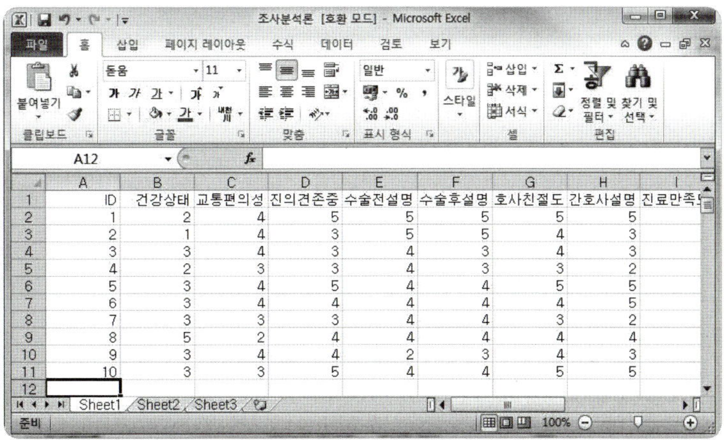

	A	B	C	D	E	F	G	H	I
1	ID	건강상태	교통편의성	진의견존중	수술전설명	수술후설명	호사친절도	간호사설명	진료만족
2	1	2	4	5	5	5	5	5	
3	2	1	4	3	5	5	4	3	
4	3	3	4	3	4	3	4	3	
5	4	2	3	3	4	3	3	2	
6	5	3	4	5	4	4	5	5	
7	6	3	4	4	4	4	4	5	
8	7	3	3	3	4	4	3	2	
9	8	5	2	4	4	4	4	4	
10	9	3	4	4	2	3	4	3	
11	10	3	3	5	4	4	5	5	
12									

▲ 그림 3-2 Excel에서의 자료 입력

명은 Excel 창 첫 행에 입력하고 두 번째 행부터 첫 번째 설문지를 입력하면 된다. Excel 창 상단의 A, B, C는 설문지의 각 문항을 의미하고 왼쪽의 1, 2, 3은 입력될 설문지 수를 의미한다.

3) 워드프로세서에서의 자료 입력

일반적으로 자료의 양이 많은 경우는 아래한글이나 MS Word와 같은 워드프로세서를 이용하여 자료를 입력하는 방법이 많이 이용되고 있다. 이 경우 저장되는 파일은 텍스트 파일(확장자 txt)로 지정해 주어야 한다. 한글 파일(확장자 hwp)이나 MS Word 파일(확장자 doc)로 저장되면 SPSS 프로그램에서 해당 파일을 불러올 수 없다.

[그림 3-3]은 한글에서 자료가 입력된 화면으로, 주의할 점은 각각의 자료 입력이 끝나면 마지막 칸에 Enter키가 남아 있어야 하고 마지막 자료 입력이 끝날 때도 마지막 칸에 Enter키가 있도록 하여야 한다는 것이다. 만약 다음 줄에 Enter키가 있으면 SPSS에서 자료를 불러올 때 오류가 발생할 수 있다.

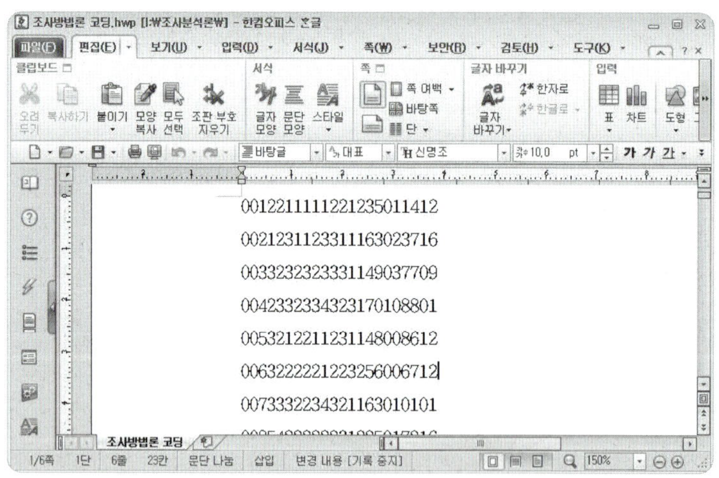

▲ 그림 3-3 워드프로세서(한글)에서의 자료 입력

TIP

아래한글 파일(확장자 hwp)이나 MS Word 파일(확장자 doc)로 저장되면 SPSS 프로그램에서 해당 파일을 불러올 수 없다. 따라서 이 경우 저장되는 파일은 텍스트 파일(확장자 txt)로 지정해 주어야 한다.

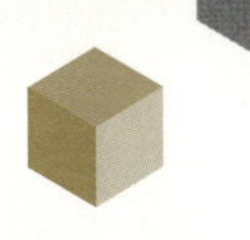
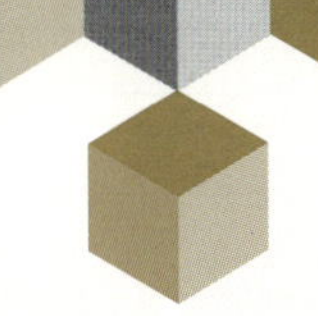

PART 03

연습문제

01 설문조사에서 사전 검사의 의미와 주기능에 대하여 설명하시오.

02 설문지 작성 요령에 대하여 간략하게 기술하시오.

03 자료를 코딩하는 3가지 방법에 대하여 설명하시오.

해답

01 1) 의미: 사전 검사(pilot survey, pre-testing)는 설문지를 완성하면 일정한 수의 사람들을 대상으로 그 설문지를 적용 · 시험해 보는 활동이다.

2) 주기능: 사전 검사의 주기능은 설문지의 언어 구성, 배열 순서, 형식, 내용 같은 것들이 과연 적합하고 적절한가를 확인하는 일이다. 그리하여 불필요하거나 부적합한 문항들을 빼고, 수정 · 보완하여 전체 연구의 질을 높이게 된다.

02 설문지의 작성 요령은 다음과 같다.

- 가능한 한 쉽고 의미가 명확하게 구분되는 단어를 사용한다.
- 응답 항목들 간의 내용이 중복되어서는 안 된다.
- 연구자 임의로 응답자들에 대한 가정을 하여서는 안 된다.
- 단어들의 뜻을 명확히 설명한다.
- 응답자들에게 지나치게 자세한 응답을 요구해서는 안 되며, 응답자가 대답하기 곤란한 질문들에 대해서는 직접적인 질문을 피하도록 한다.
- 특정 대답을 유도하는 질문을 하여서는 안 된다.

03 SPSS 통계 프로그램을 활용 시 코딩(coding)을 하는 방법은 크게 3가지로 구분된다.

① **SPSS 데이터 편집기 창에서 직접 자료를 입력하는 방법**: 자료를 SPSS 데이터 편집기 창에 직접 입력하는 방법으로, 자료의 양이 많지 않은 경우에 많이 이용되나, 다른 통계 프로그램(예 SAS)에 호환이 되지 않는다는 단점이 있다.

② **Excel에서 자료를 입력하는 방법**: MS Office Excel 프로그램을 활용하여 조사된 데이터를 직접 입력한 후, SPSS 프로그램에서 불러오기 기능을 활용하여 사용한다.

③ **워드프로세서에서 자료를 입력하는 방법**: 아래한글 또는 MS Office Word 프로그램을 활용하여 자료를 입력한 다음, SPSS 프로그램에서 불러오기 기능을 활용하여 사용한다.

메모

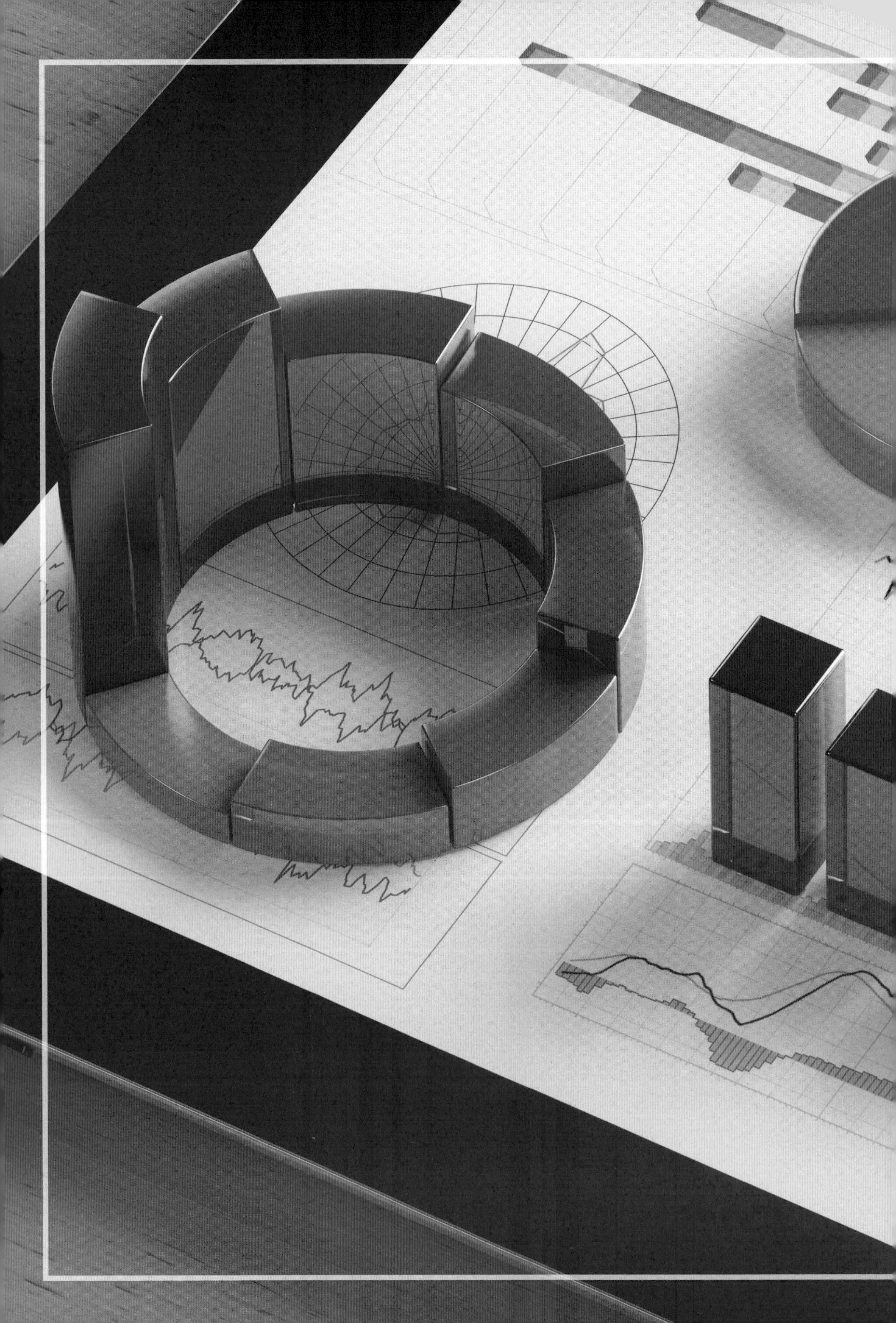

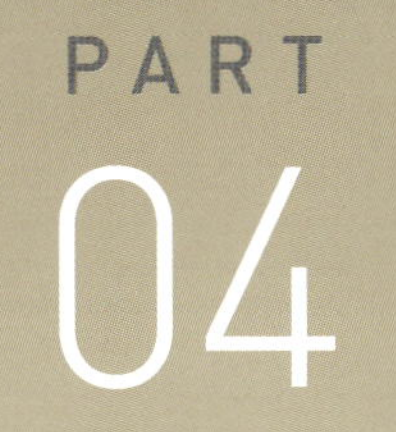

SPSS 사용법

학습목표

1. SPSS에서 데이터 파일 불러오기를 실행하는 방법에 대하여 설명할 수 있다.
2. SPSS에서 변수명, 변수값 설정을 진행하는 방법에 대하여 설명할 수 있다.
3. SPSS에서 코딩변경을 진행하는 방법에 대하여 설명할 수 있다.
4. SPSS에서 변수 계산을 진행하는 방법에 대하여 설명할 수 있다.
5. SPSS에서 조건 만족 케이스 분석을 진행하는 방법에 대하여 설명할 수 있다.

1. SPSS Window 창

1) SPSS 주요 창

SPSS에는 데이터 편집기 창, 뷰어 창, 도표 편집기 창, 명령문 편집기 창 등이 있다. 이 중 데이터 편집기 창과 뷰어 창이 가장 많이 활용된다.

(1) 데이터 편집기 창

[그림 4-1]과 같이 데이터 편집기는 SPSS 실행 시 초기에 나타나는 화면으로, 자료 입력(코딩), 편집, 통계 분석을 할 수 있는 기본적인 창이다. 데이터 편집기는 데이터 보기(D)와 변수 보기(V) 창으로 구성되어 있다.

(2) 뷰어 창

[그림 4-2]와 같이 뷰어 창은 SPSS 분석 결과가 나타나는 창이다.

2) 데이터 파일 불러오기

SPSS 파일이나 Excel 및 워드프로세서 파일을 불러올 때는 주 메뉴에서 파일(F)을 클릭한 후 열기(N)에서 데이터(A)를 선택하면 되는데, Excel과 워드프로세서 파일은 바로 데이터를 불러올 수 없고 여러 단계를 거쳐야 한다.

먼저 SPSS 통계 프로그램에 저장된 파일을 불러오는 것은 간단하므로 주 메뉴에서 파일(F)을 클릭한 후 열기(O)에서 데이터(A)를 선택하면 (*.sav) 파일을 쉽게 불러올 수 있지만, Excel과 아래한글 프로그램에서는 단계를 거쳐야 하므로 아래 내용에 따라 실행하면 된다.

(1) Excel 파일 불러오기

① Excel 파일을 SPSS로 불러오려면 주 메뉴에서 파일(F)을 클릭한 후 열기(N)에서 데이터(A)를 선택하면 [그림 4-3]과 같이 화면이 나타난다. 파일 유형(T)에서 Excel (*.xls, *.xlsx, *.xlsm)을 지정한다.

② [그림 4-3]에서 해당 파일을 선택하여 열기를 하면 [그림 4-4]와 같이 자동으로 데이터 첫 행에서 변수 이름 읽어오기와 워크시트가 지정이 된다.

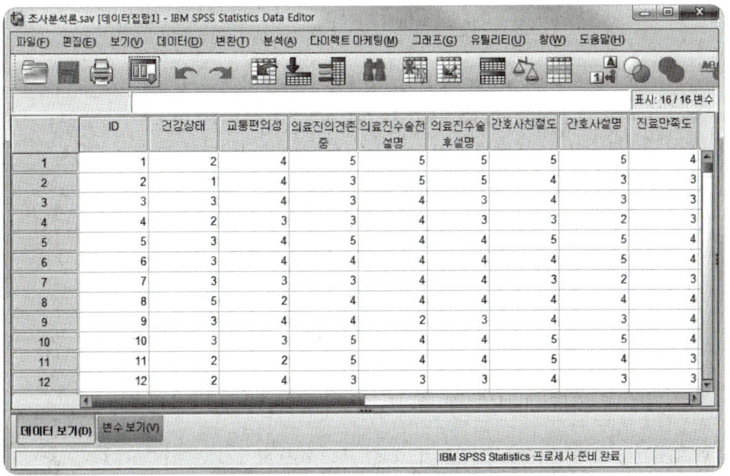

	ID	건강상태	교통편의성	의료진의견존중	의료진수술전설명	의료진수술후설명	간호사친절도	간호사설명	진료만족도
1	1	2	4	5	5	5	5	5	4
2	2	1	4	3	5	5	4	3	3
3	3	3	4	3	4	3	4	3	3
4	4	2	3	3	4	3	3	2	3
5	5	3	4	5	4	4	5	5	4
6	6	3	4	4	4	4	4	5	4
7	7	3	3	3	4	4	3	2	3
8	8	5	2	4	4	4	4	4	4
9	9	3	4	4	2	3	4	3	4
10	10	3	3	5	4	4	5	5	4
11	11	2	2	5	4	4	5	4	3
12	12	2	4	3	3	3	4	3	3

▲ 그림 4-1 데이터 편집기의 데이터 보기 창

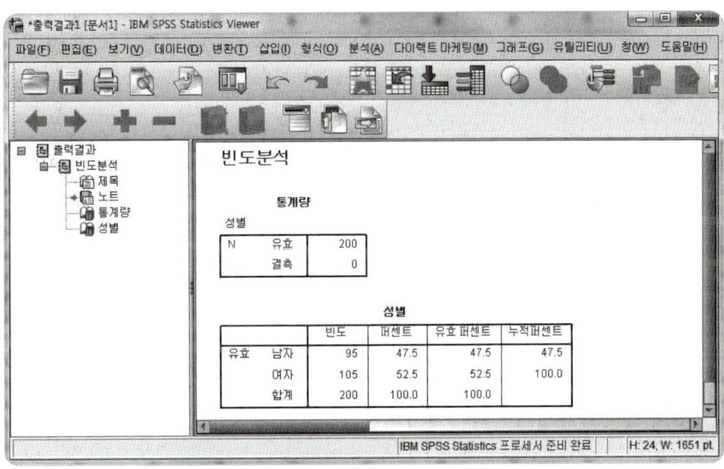

통계량

성별

N	유효	200
	결측	0

성별

		빈도	퍼센트	유효 퍼센트	누적퍼센트
유효	남자	95	47.5	47.5	47.5
	여자	105	52.5	52.5	100.0
	합계	200	100.0	100.0	

▲ 그림 4-2 뷰어 창

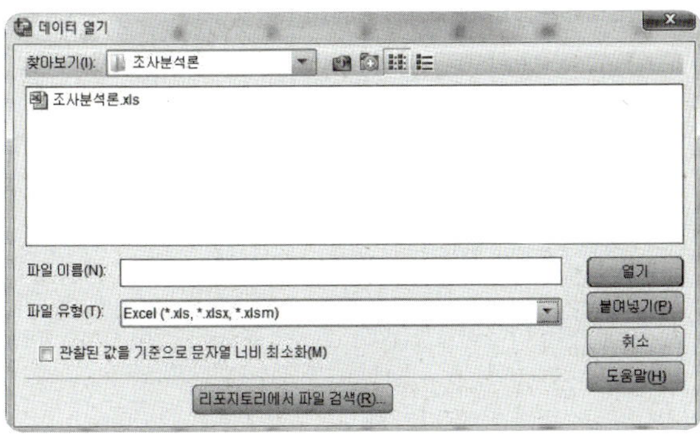

▲ 그림 4-3 SPSS에서의 Excel 파일 열기

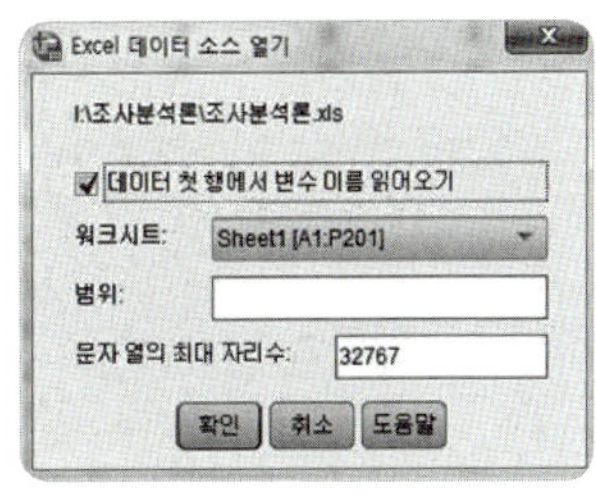

▲ 그림 4-4 Excel 데이터의 소스 열기

③ [그림 4-4]에서 확인을 클릭하면 [그림 4-5]와 같이 Excel에 입력된 자료가 SPSS 데이터 편집기 창으로 오게 된다.

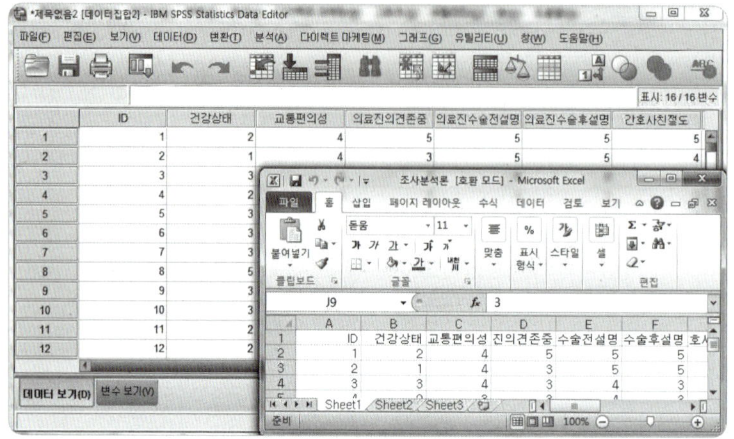

▲ 그림 4-5 Excel 파일을 불러온 화면

(2) 워드프로세서(한글) 파일 불러오기

① 한글 파일을 SPSS로 불러오려면 주 메뉴에서 파일(F)을 클릭한 후 열기(N)에서 데이터(A)를 선택하면 [그림 4-6]과 같이 화면이 나타난다. 파일 유형(T)에서 텍스트 (*.txt, *.dat)를 지정하고 해당 파일을 선택한다.

② [그림 4-6]에서 열기를 하면 [그림 4-7]과 같이 텍스트 가져오기 마법사-6단계 중 1단계 화면이 나타난다.

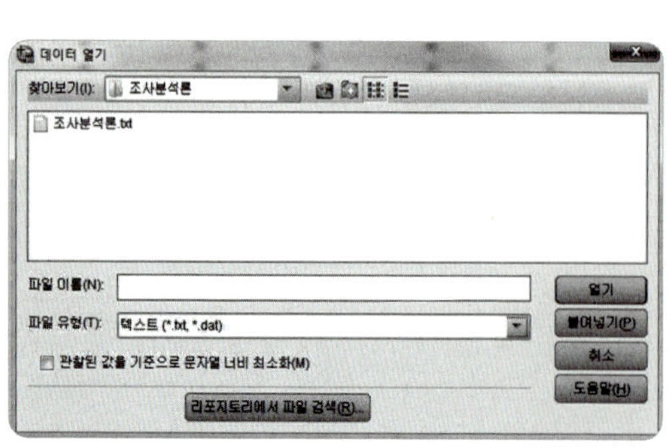

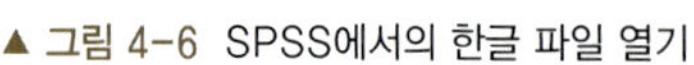
▲ 그림 4-6 SPSS에서의 한글 파일 열기

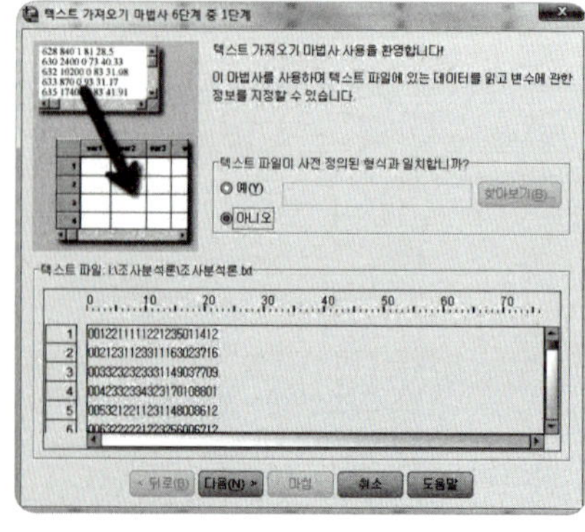

▲ 그림 4-7 텍스트 가져오기 마법사-6단계 중 1단계

③ [그림 4-7]에서 다음(N)을 클릭하면 텍스트 가져오기 마법사-6단계 중 2단계와 3단계가 나온다. 각 단계에서 아무 설정도 하지 말고 자동으로 지정된 내용을 가지고 다음을 클릭하면 [그림 4-8]과 같이 텍스트 가져오기 마법사-6단계 중 4단계가 나타난다.

④ 텍스트 가져오기 마법사-6단계 중 4단계에서는 각 변수들이 몇 칸으로 이루어져 있는지를 지정하게 된다. [그림 4-9]의 데이터 미리보기에서 커서로 각 변수의 영역을 구분하여 클릭한 후(화살표가 각 변수별로 표시됨) 다음(N)을 선택하면 텍스트 가져오기 마법사-6단계 중 5단계와 6단계가 나오게 된다. 여기서도 각각의 단계에서 아무 설정도 하지 말고 자동으로 지정된 내용을 가지고 6단계에서 마침을 클릭한다.

⑤ [그림 4-10]은 한글 파일을 SPSS 데이터 편집기 창에 불러온 결과를 나타내는 화면이다. SPSS 데이터 편집기 창에 자동으로 변수 V1, V2, V3가 설정이 된다.

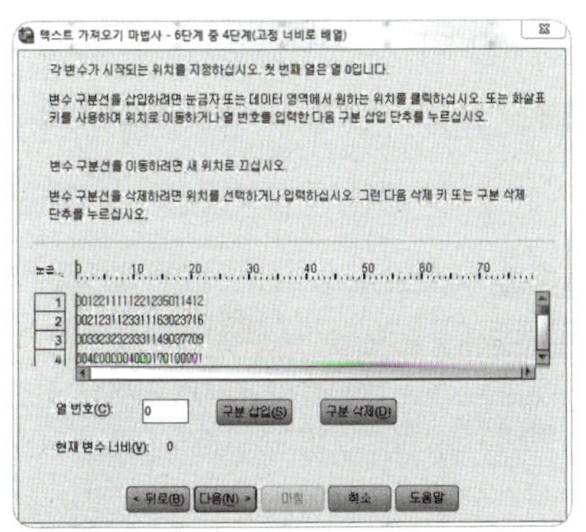

▲ 그림 4-8 텍스트 가져오기 마법사-6단계 중 4단계

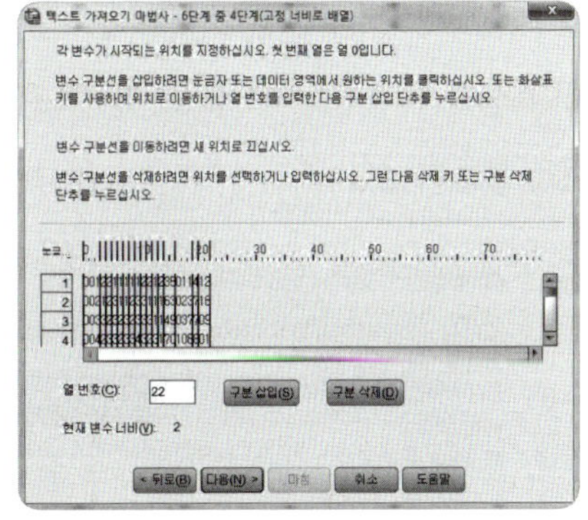

▲ 그림 4-9 변수의 자리수 지정

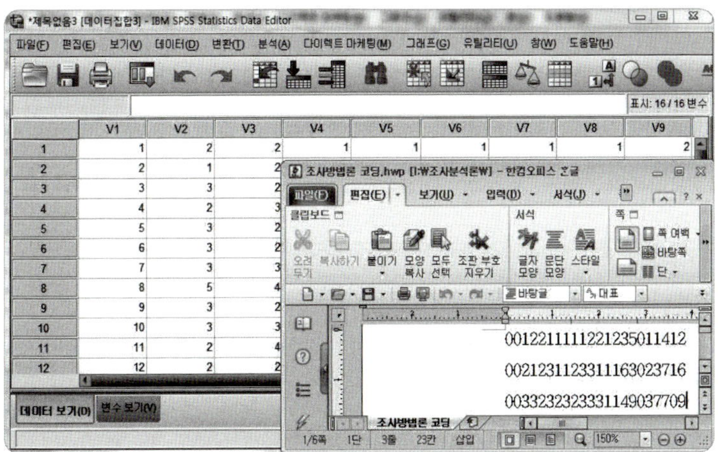

▲ 그림 4-10 한글 파일을 불러온 화면

2. SPSS의 활용

1) 변수의 정의

SPSS 데이터 편집기에서 자료를 코딩하거나 Excel, 한글 등과 같은 다른 프로그램에서 자료를 불러온 경우 가장 먼저 해야 하는 작업은 변수를 정의하는 일이다. SPSS 데이터 편집기를 보면 좌측 하단에 데이터 보기(D)와 변수 보기(V)의 2가지 탭이 있다. 여기서 변수 보기(V) 탭을 누르면 화면에서 변수명, 변수 유형, 변수 자리수, 소수점 이하 자리, 변수 설명, 변수값, 결측값 등을 결정할 수 있다. 변수의 정의에서 일반적으로 변수명과 변수값 설명은 재설정하는 것이 편리하며 다른 변수의 정의는 자동으로 설정된 것을 이용해도 된다.

(1) 변수명 설정

한글 파일을 SPSS 데이터 편집기로 불러오면 자동적으로 변수명이 V1, V2, V3로 지정된다. 자동으로 지정된 변수명을 바꾸려면 변수 보기(V) 창에서 [그림 4-11]과 같이 한글이나 영문으로 재설정할 수 있다.

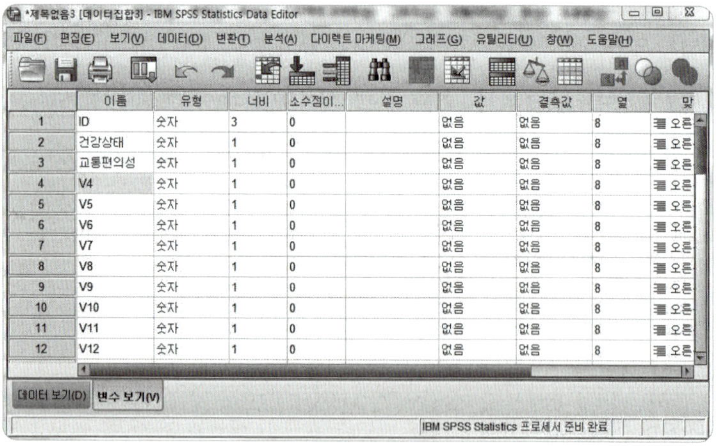

	이름	유형	너비	소수점이...	설명	값	결측값	열	맞
1	ID	숫자	3	0		없음	없음	8	오른
2	건강상태	숫자	1	0		없음	없음	8	오른
3	교통편의성	숫자	1	0		없음	없음	8	오른
4	V4	숫자	1	0		없음	없음	8	오른
5	V5	숫자	1	0		없음	없음	8	오른
6	V6	숫자	1	0		없음	없음	8	오른
7	V7	숫자	1	0		없음	없음	8	오른
8	V8	숫자	1	0		없음	없음	8	오른
9	V9	숫자	1	0		없음	없음	8	오른
10	V10	숫자	1	0		없음	없음	8	오른
11	V11	숫자	1	0		없음	없음	8	오른
12	V12	숫자	1	0		없음	없음	8	오른

▲ 그림 4-11 변수명의 설정

(2) 변수값 설명

데이터 편집기에서 코딩된 숫자의 의미가 무엇인지를 표시하기 위해서 변수값을 입력하면 통계 처리된 결과에 대한 설명 내용을 쉽게 이해할 수 있다. 예를 들면, 코딩된 자료에서 '1'=

'남자', '2' = '여자'로 '성별'에 대한 변수값을 설명하면 출력 결과에서는 '1'과 '2' 대신 '남자'와 '여자'로 표시가 된다.

① '성별'에 대한 변수값을 설명하려면 '성별'에 입력된 행에 있는 값을 클릭한 후 오른쪽 끝에 '…' 버튼을 누르면 [그림 4-12]와 같은 변수값 설명 대화상자가 나타난다. 여기에서 기준값(A)을 '1'로 주고 설명(L)을 '남자'로 한 후 추가(A)를 누르면 변수값이 지정된다.

② [그림 4-12]에서 '여자'도 같은 방법으로 지정하면 [그림 4-13]과 같이 '성별'에 대한 변수값이 입력되어 나타난다.

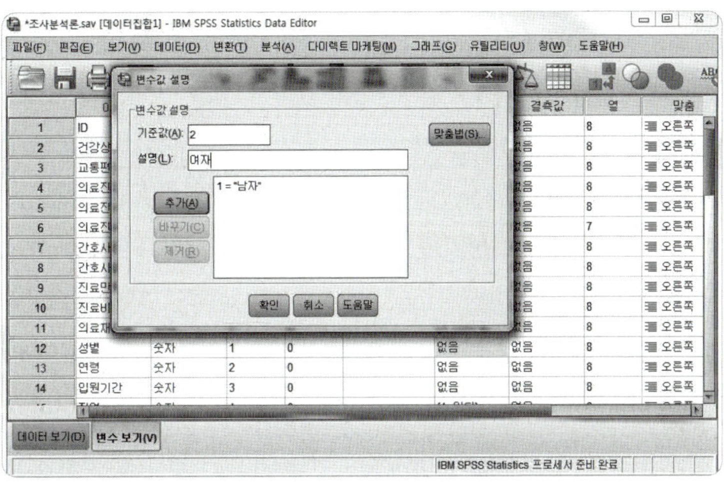

▲ 그림 4-12 변수값의 설명

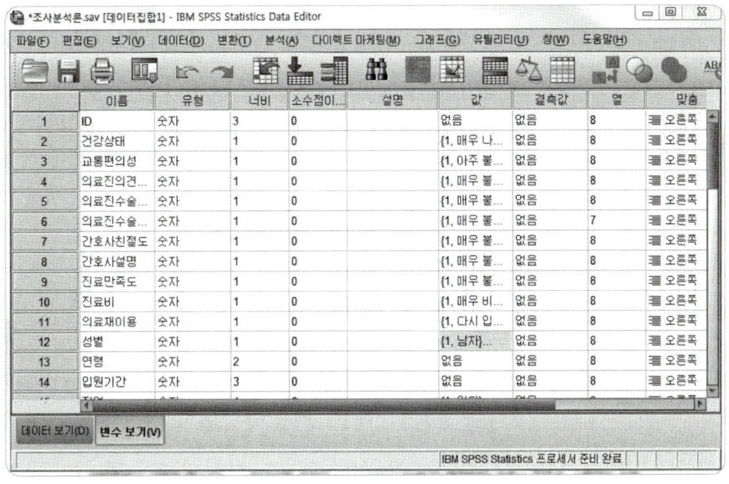

▲ 그림 4-13 변수값이 입력된 화면

③ [그림 4-14]는 '성별'을 빈도분석한 결과로서 '성별'이 '1'과 '2'가 아닌 '남자'와 '여자'로 출력이 된 것을 알 수 있다.

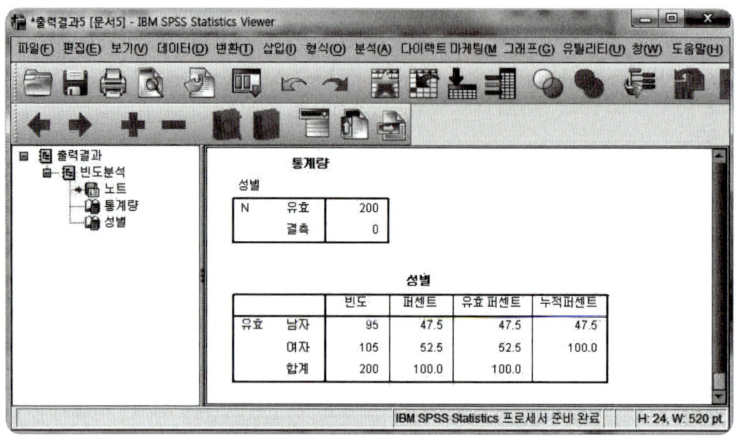

통계량

성별

N	유효	200
	결측	0

성별

		빈도	퍼센트	유효 퍼센트	누적퍼센트
유효	남자	95	47.5	47.5	47.5
	여자	105	52.5	52.5	100.0
	합계	200	100.0	100.0	

▲ 그림 4-14 변수값의 출력 결과

2) 코딩변경

코딩변경이란 원시 자료를 통계 분석이 가능한 가공 자료로 만드는 데 사용하는 방법으로, 원시 자료의 입력 값 중에서 필요에 따라 일부 입력 값들을 다른 값으로 변환해야 하는 경우가 있다. 이러한 경우로는 변수 집단의 대표성이 적을 때 대표성이 있는 집단으로 만들어 주는 경우, 역척도의 코딩을 변환하는 경우, 비(율)척도로 조사된 변수를 여러 집단으로 묶는 경우, 더미변수를 만들어 주는 경우 등이 있다. 코딩변경은 기존 변수명을 그대로 유지한 상태로 입력 값들을 수정하는 방법과 새로운 변수를 만들어서 변경하는 방법이 있는데, 전자에 해당하는 방법을 '같은 변수로 코딩변경'이라 하고 후자에 해당하는 방법을 '새로운 변수로 코딩변경'이라 한다.

(1) 같은 변수로 코딩변경

같은 변수로의 코딩변경은 일반적으로 정성적인 척도의 입력 값들을 다른 값으로 변환할 때 자주 사용한다. [그림 4-15]는 코딩된 원시 자료를 빈도분석한 결과로서, 이 중 '직업'과 '학력'에 대해 같은 변수로 코딩변경을 하려 한다. '직업'의 집단을 '직업이 있는 경우'와 '직업이 없는 경우'로 구분하고, '학력'은 '전문대졸'이 집단의 대표성이 낮은 관계로 '전문대졸'과

'대졸 이상'을 합쳐 '전문대졸 이상'으로 만들려고 한다.

① 먼저 '직업' 변수를 코딩변경하려면 주 메뉴 변환(T)을 클릭한 후 코딩변경(R)에서 같은 변수로(S)를 선택한다. 그러면 [그림 4-16]와 같은 코딩변경 대화상자가 나타난다.

② [그림 4-16]에서 [그림 4-17]과 같이 코딩변경할 변수 '직업'을 선택한 후 [▶]를 클릭하여 숫자 변수(V) 상자로 보낸다. '직업'을 숫자 변수(V) 상자로 보내면 기존값 및 새로운 값(O)이 활성화된다.

③ [그림 4-17]에서 기존값 및 새로운 값(O)을 클릭한다. 그러면 [그림 4-18]과 같이 기존값 및 새로운 값 대화상자가 나타난다.

④ [그림 4-18]에서 [그림 4-19]와 같이 기존값의 값(V)에 '1'을 입력하고 새로운 값의 기준값(A)에 '1'을 입력한다.

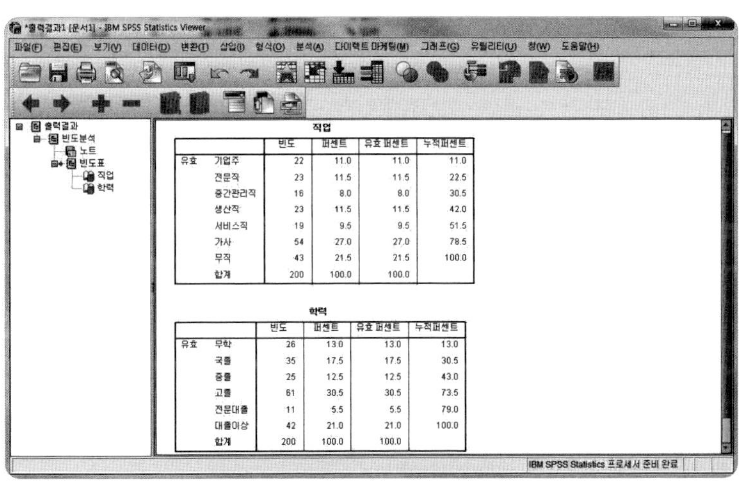

직업

		빈도	퍼센트	유효 퍼센트	누적퍼센트
유효	기업주	22	11.0	11.0	11.0
	전문직	23	11.5	11.5	22.5
	중간관리직	16	8.0	8.0	30.5
	생산직	23	11.5	11.5	42.0
	서비스직	19	9.5	9.5	51.5
	가사	54	27.0	27.0	78.5
	무직	43	21.5	21.5	100.0
	합계	200	100.0	100.0	

학력

		빈도	퍼센트	유효 퍼센트	누적퍼센트
유효	무학	26	13.0	13.0	13.0
	국졸	35	17.5	17.5	30.5
	중졸	25	12.5	12.5	43.0
	고졸	61	30.5	30.5	73.5
	전문대졸	11	5.5	5.5	79.0
	대졸이상	42	21.0	21.0	100.0
	합계	200	100.0	100.0	

▲ 그림 4-15 빈도분석의 결과

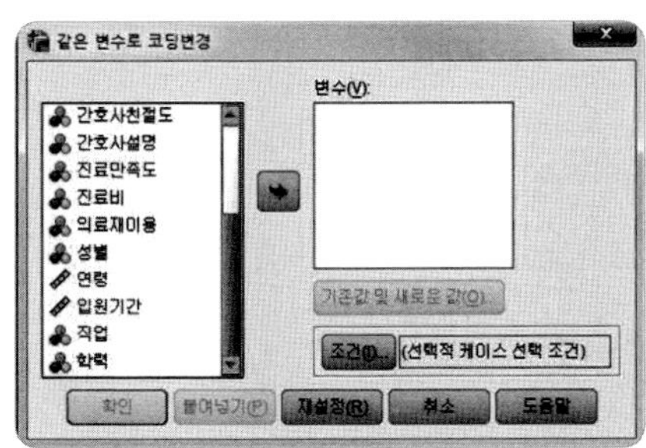

▲ 그림 4-16 같은 변수로 코딩변경 대화상자

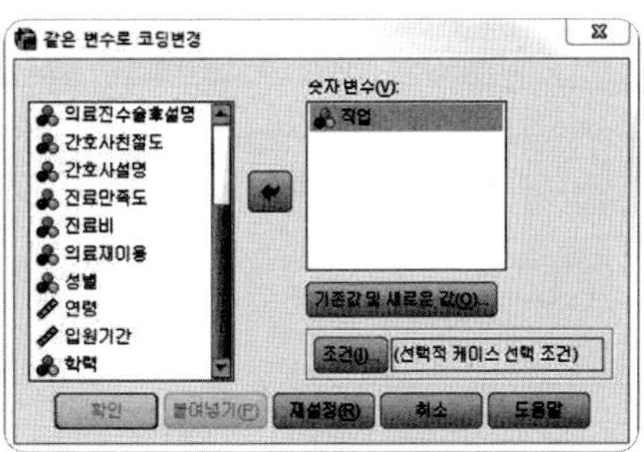

▲ 그림 4-17 코딩변경할 변수의 선택

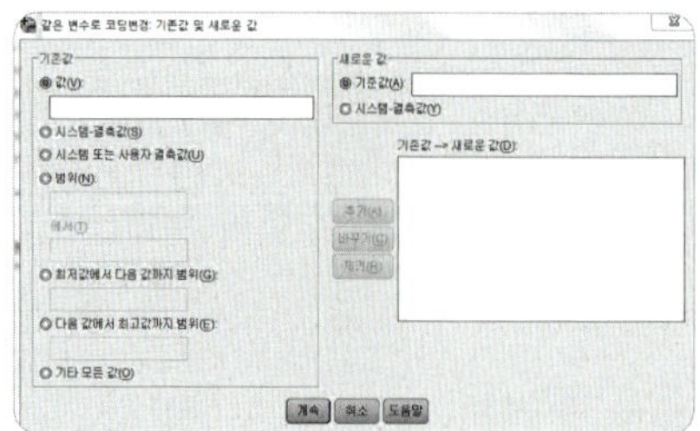

▲ 그림 4-18 기존값 및 새로운 값 대화상자

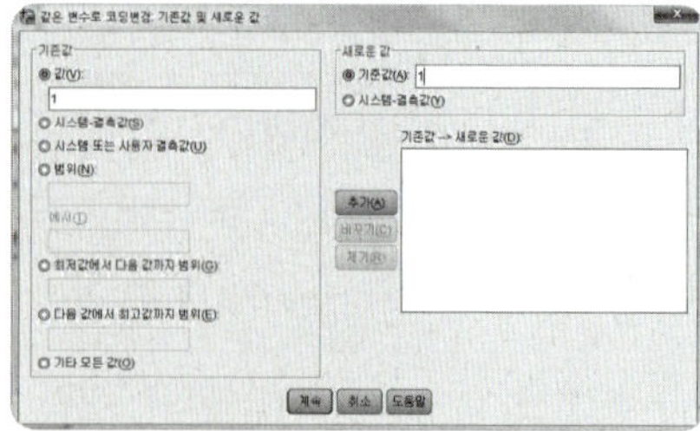

▲ 그림 4-19 기존값 및 새로운 값의 입력

⑤ [그림 4-19]와 같이 기존값과 새로운 값을 입력하면 추가(A)가 활성화된다. 추가(A)를 클릭하면 [그림 4-20]과 같이 기존값 --> 새로운 값(D) 대화상자에 내용이 입력된다.

⑥ 동일한 방법으로 나머지 값들도 '2' → '1', '4' → '1', '5' → '1', '6' → '1', '7' → '1', '8' → '2'로 코딩변경을 하면 [그림 4-21]과 같이 된다. 그다음 계속을 클릭한다.

⑦ 마지막으로 확인을 클릭한다. '학력' 변수도 위 순서대로 코딩변경을 하면 된다. '직업'과 '학력'을 같은 변수로 코딩변경한 내용을 빈도분석한 결과는 [그림 4-22]와 같다.

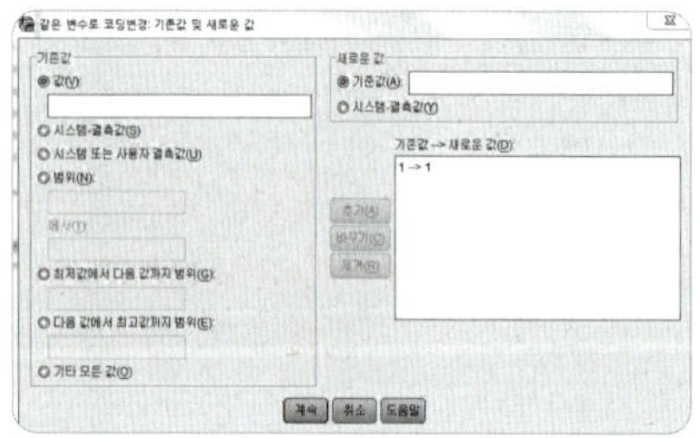

▲ 그림 4-20 기존값 및 새로운 값이 입력된 대화상자

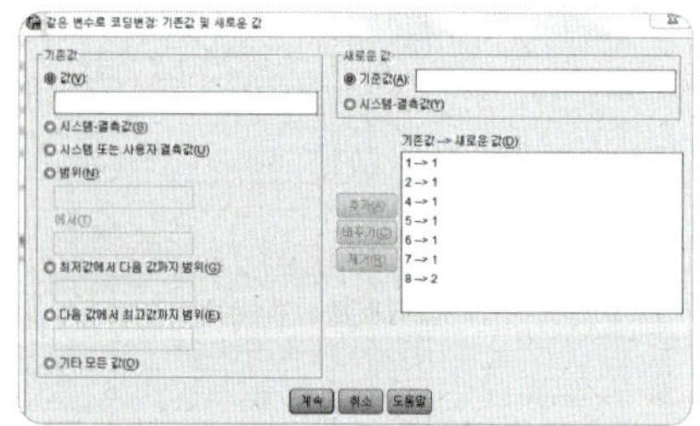

▲ 그림 4-21 나머지 값들의 코딩변경

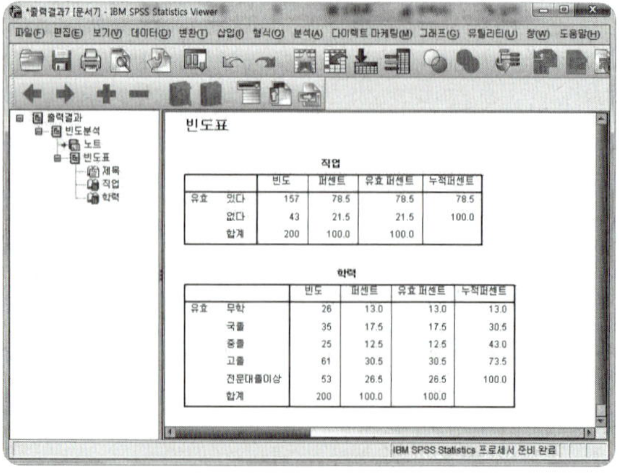

빈도표

직업

		빈도	퍼센트	유효 퍼센트	누적퍼센트
유효	있다	157	78.5	78.5	78.5
	없다	43	21.5	21.5	100.0
	합계	200	100.0	100.0	

학력

		빈도	퍼센트	유효 퍼센트	누적퍼센트
유효	무학	26	13.0	13.0	13.0
	국졸	35	17.5	17.5	30.5
	중졸	25	12.5	12.5	43.0
	고졸	61	30.5	30.5	73.5
	전문대졸이상	53	26.5	26.5	100.0
	합계	200	100.0	100.0	

▲ 그림 4-22 같은 변수로 코딩변경된 결과

(2) 새로운 변수로 코딩변경

새로운 변수로의 코딩변경은 일반적으로 정량적인 척도의 변수를 구분하거나 정성적인 척도의 변수를 더미(dummy)화하는 경우와 같이 기존의 변수를 남겨 두고 새로운 변수를 만들어 줄 때 자주 사용한다. 이는 통계 분석에 따라 사용되는 변수의 척도가 다르기 때문이다. [그림 4-23]은 코딩된 원시 자료 중 '연령'을 빈도분석한 결과로서 '연령'의 집단을 '40세 미만', '40~49세', '50~59세', '60세 이상'으로 구분하려고 한다. 그러면 '연령'은 기존의 비(율)척도인 변수와 새로운 정성적인 척도의 변수로 만들어지게 된다.

① 먼저 '연령' 변수를 코딩변경하려면 주 메뉴 변환(T)을 클릭한 후 코딩변경(R)에서 새로운 변수로(D)를 선택한다. 그러면 [그림 4-24]와 같은 코딩변경 대화상자가 나타난다.

② [그림 4-24]에서 [그림 4-25]와 같이 코딩변경할 변수 '연령'을 선택한 후 [▶]를 클릭하여 숫자 변수(V) -> 출력변수 상자로 보낸다. 그러면 출력변수 이름(N)이 활성화된다. 출력변수 이름(N)에 '연령구분'을 입력하면 다시 바꾸기(H)가 활성화된다.

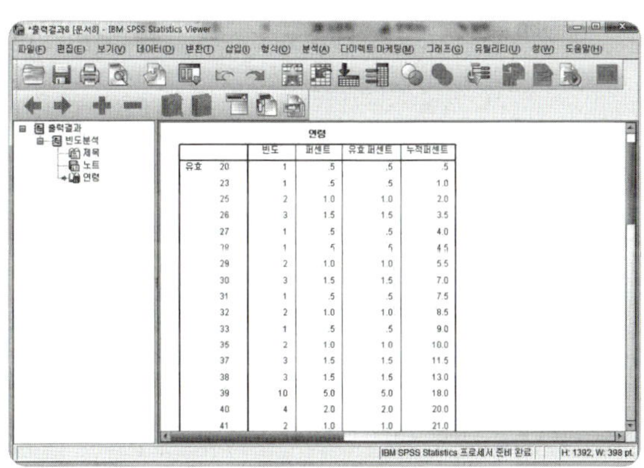

▲ 그림 4-23 빈도분석의 결과

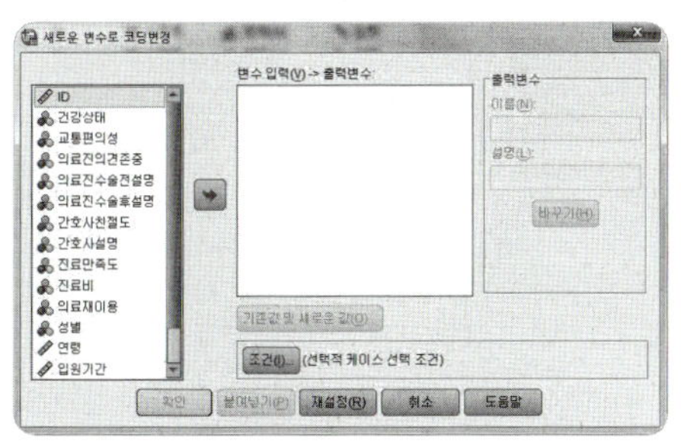

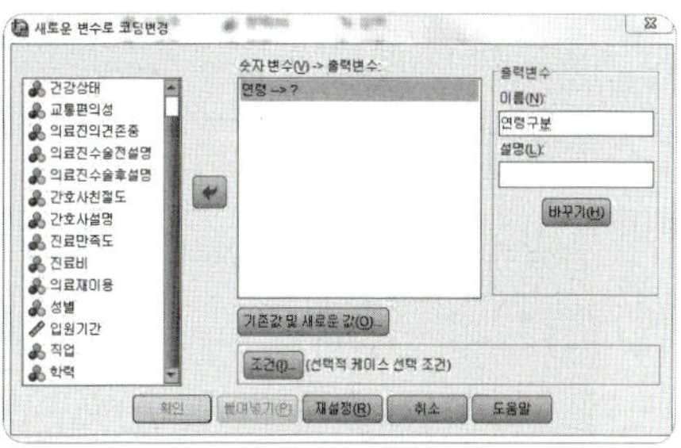

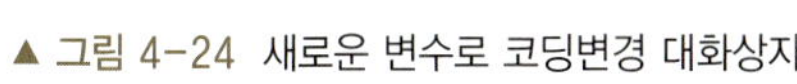

▲ 그림 4-24 새로운 변수로 코딩변경 대화상자

▲ 그림 4-25 코딩변경 변수의 선정과 출력변수의 이름 설정

③ [그림 4-25]에서 바꾸기(H)를 클릭하면 [그림 4-26]과 같이 '연령'에서 '연령구분'으로 출력변수가 바뀐다.

④ [그림 4-26]에서 기존값 및 새로운 값(O)을 클릭한다. 그러면 [그림 4-27]과 같이 기존값 및 새로운 값 대화상자가 나타난다.

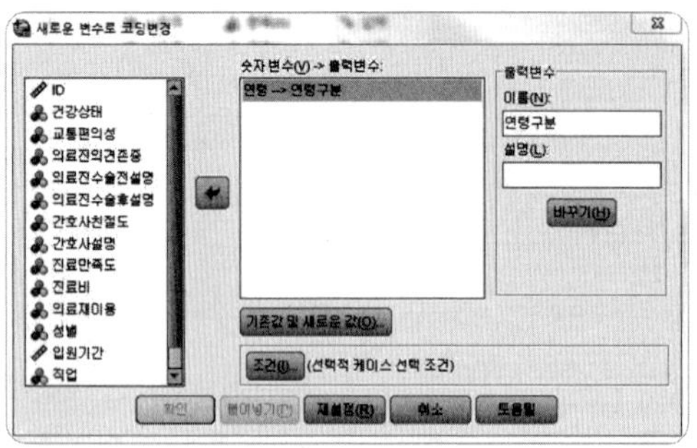

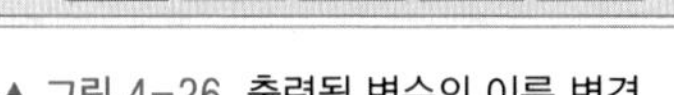
▲ 그림 4-26 출력될 변수의 이름 변경

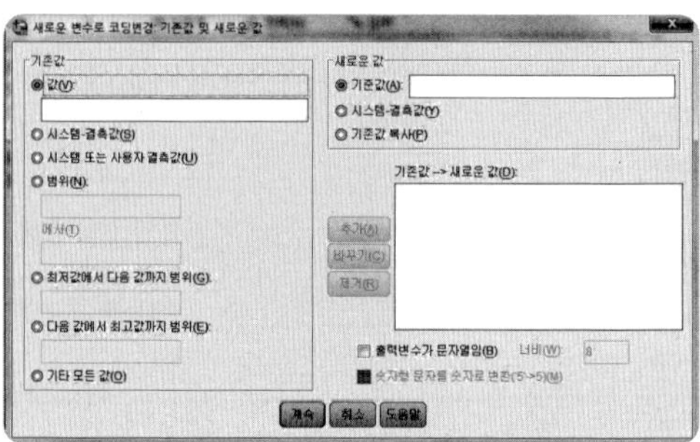

▲ 그림 4-27 기존값 및 새로운 값 대화상자

⑤ [그림 4-28]의 기존값의 범위(N): 최저값에서 다음 값까지의 범위(G)에 '39'를 입력하고 새로운 값의 기준값(A)에 '1'을 입력한다.

⑥ [그림 4-28]과 같이 기존값과 새로운 값을 입력하면 추가(A)가 활성화된다. 추가(A)를 클릭하면 [그림 4-29]와 같이 기존값 --> 새로운 값(D) 대화상자에 내용이 입력된다. 동일한 방법으로 나머지 값들도 범위(N): '40'에서 '49' → '2', 범위(N): '50'에서 '59' → '3', 다음 값에서 최고값까지 범위(E): '60'에서 최고값까지 → '4'로 코딩변경하면 된다. 그다음 계속을 클릭한다.

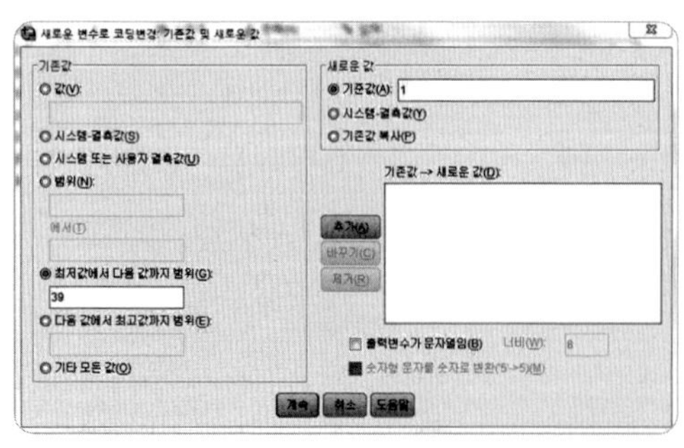

▲ 그림 4-28 기존값 및 새로운 값의 입력

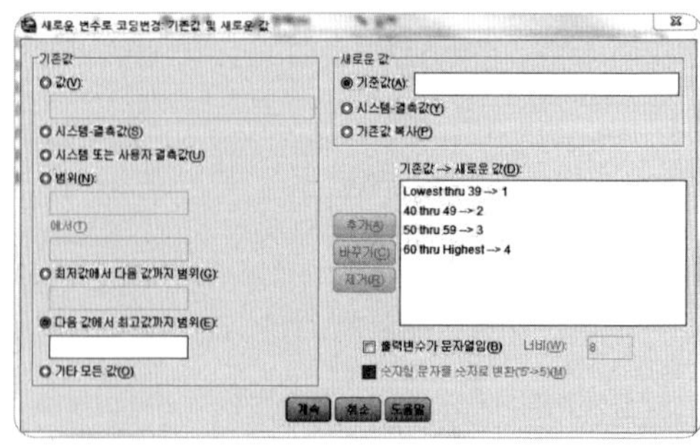

▲ 그림 4-29 기존값 및 새로운 값이 입력된 대화상자

⑦ 마지막으로 확인을 클릭하면 '연령구분'이라는 새로운 변수가 생성된다. 새로운 변수로 코딩변경된 '연령구분'을 빈도분석한 결과는 [그림 4-30]과 같다.

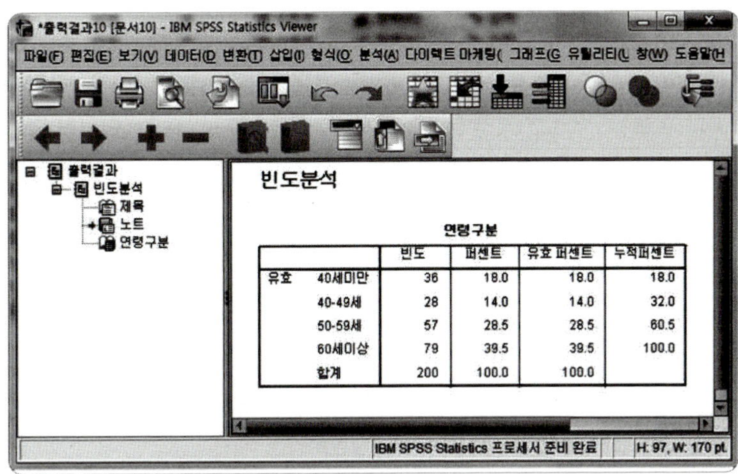

연령구분

		빈도	퍼센트	유효 퍼센트	누적퍼센트
유효	40세미만	36	18.0	18.0	18.0
	40-49세	28	14.0	14.0	32.0
	50-59세	57	28.5	28.5	60.5
	60세이상	79	39.5	39.5	100.0
	합계	200	100.0	100.0	

▲ 그림 4-30 새로운 변수로 코딩변경된 화면 결과

3) 변수 계산

변수 계산이란 말 그대로 변수를 계산해 주는 것을 말한다. 자료를 분석하는 과정에서 기존 변수를 가공하여 새로운 변수를 만들어야 할 경우가 많은데, 예를 들면, 설문지에서 의료진 친절도가 총 5문항으로 구성되어 있다고 하자. 이들 각 문항은 개별적으로 통계 분석을 해도 되지만 일반적으로 통계 분석 시에는 5문항을 합해서 새로운 평균 변수인 '의료진 친절도' 변수 1개를 만들어 사용한다.

① 먼저 '의료진 친절도' 5문항에 대한 변수 계산을 하기 위해 주 메뉴 변환(T)을 클릭한 후 변수 계산(C)을 선택하면 [그림 4-31]과 같은 변수 계산 대화상자가 나타난다.

② [그림 4-32]의 변수 계산 대화상자에서 대상변수(T)에 '의료진친절도'를 입력한 후 함수 및 특수변수(F)에서 평균 변수를 만들어 주는 Mean을 선택하여 [▲]를 클릭한 후 숫자표현식(E) 상자로 보낸다.

③ [그림 4-32]의 숫자표현식(E): MEAN(?,?)에서 ? 부분에 평균할 변수명을 왼쪽 변수 상자에서 찾아 [▶]를 클릭하여 이동시킨다. 여러 개의 변수를 평균할 경우 변수와 변수 사이는 쉼표(,)로 구분한다. 만약 연속된 여러 개의 변수들의 평균을 구하는 경우에

는 MEAN(변수 to 변수)라고 입력해도 된다. 숫자표현식(E)에는 키보드를 이용하여 '의료진의견존중+의료진수술전설명+의료진수술후설명+간호사친절도+간호사설명/5'를 직접 입력할 수도 있고 마우스를 이용하여 변수 계산 대화상자의 변수와 연산자를 눌러 계산식을 입력할 수도 있다.

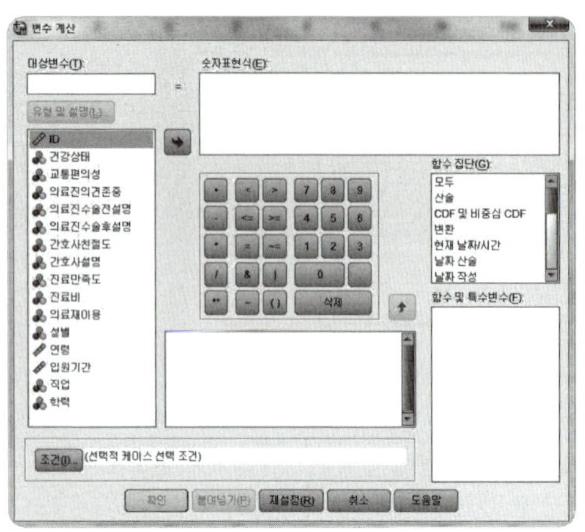

▲ 그림 4-31 변수 계산 대화상자

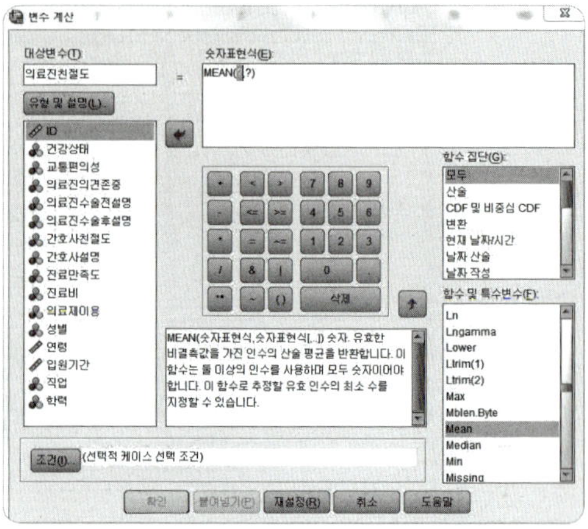

▲ 그림 4-32 함수식을 찾아 숫자표현식으로 보내기

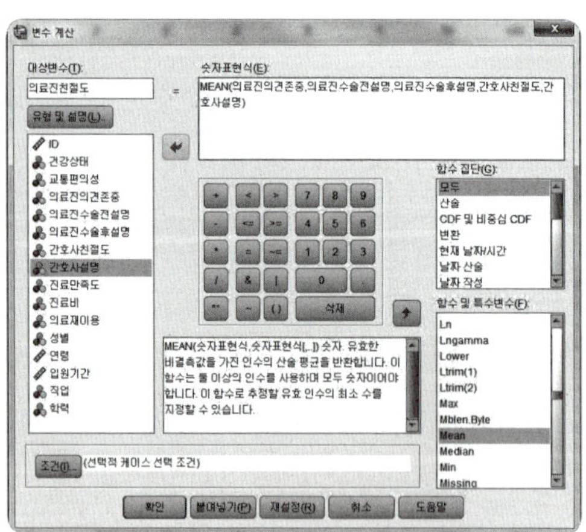

▲ 그림 4-33 함수식을 이용한 변수의 계산

④ [그림 4-33]에서 확인을 클릭하면 [그림 4-34]와 같이 데이터 보기(D)에 '의료진친절도'라는 새로운 변수가 나타난다.

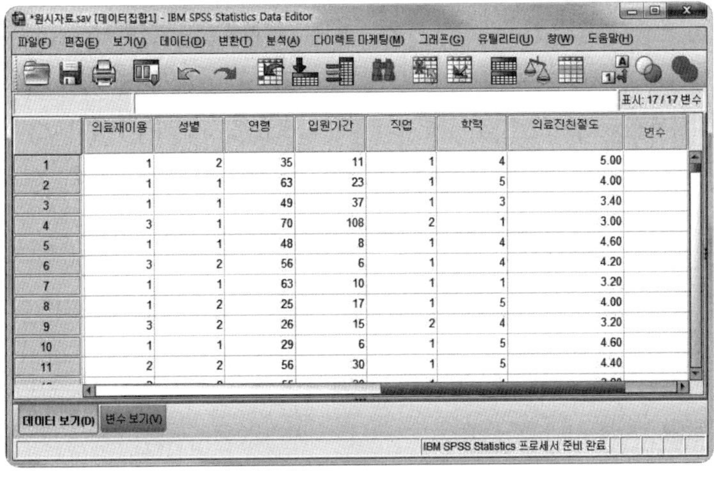

	의료재이용	성별	연령	입원기간	직업	학력	의료진친절도	변수
1	1	2	35	11	1	4	5.00	
2	1	1	63	23	1	5	4.00	
3	1	1	49	37	1	3	3.40	
4	3	1	70	108	2	1	3.00	
5	1	1	48	8	1	4	4.60	
6	3	2	56	6	1	4	4.20	
7	1	1	63	10	1	1	3.20	
8	1	2	25	17	1	5	4.00	
9	3	2	26	15	2	4	3.20	
10	1	1	29	6	1	5	4.60	
11	2	2	56	30	1	5	4.40	

▲ 그림 4-34 변수 계산의 결과

4) 조건을 만족하는 케이스 분석

통계 분석을 실시하다 보면 특정한 케이스들만 선택하여 분석할 경우가 있다. 예를 들어, '성별'에서 '남자'들만의 케이스를 가지고 통계 분석을 한다고 할 경우가 여기에 속한다. 이러한 경우에는 케이스 선택(C)이란 명령이 매우 유용하다.

① 먼저 '성별'에서 '남자'들만의 케이스를 선택할 경우 주 메뉴 데이터(D)를 클릭한 후 케이스 선택(C)을 선택하면 [그림 4-35]와 같은 케이스 선택 대화상자가 나타닌다.

② [그림 4-35]에서 조건을 만족하는 케이스(C)를 선택하면 조건(I)이 활성화된다. 조건(I)을 클릭하면 [그림 4-36]과 같은 조건 대화상자가 나타난다.

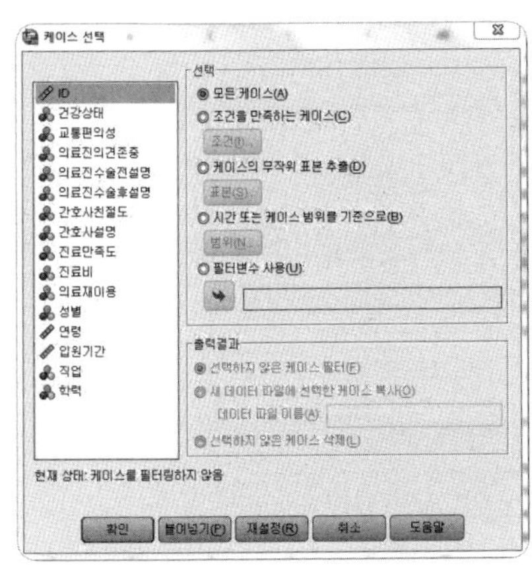

▲ 그림 4-35 케이스 선택 대화상자

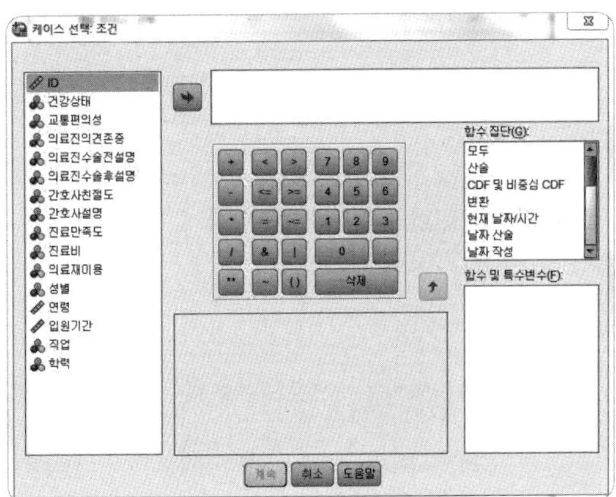

▲ 그림 4-36 조건 대화상자

③ [그림 4-36]에서 '성별'을 선택한 후 [▶]를 클릭하여 오른쪽 분석변수 상자로 보낸다. [그림 4-37]과 같이 연산자를 이용하여 분석변수 상자에서 '남자'를 선택하기 위해 '성별=1'을 입력한다.

④ [그림 4-37]에서 계속을 클릭하면 [그림 4-38]과 같이 케이스 선택 대화상자가 나타나는데 여기에서 선택하지 않은 케이스 필터(F)를 선택한다.

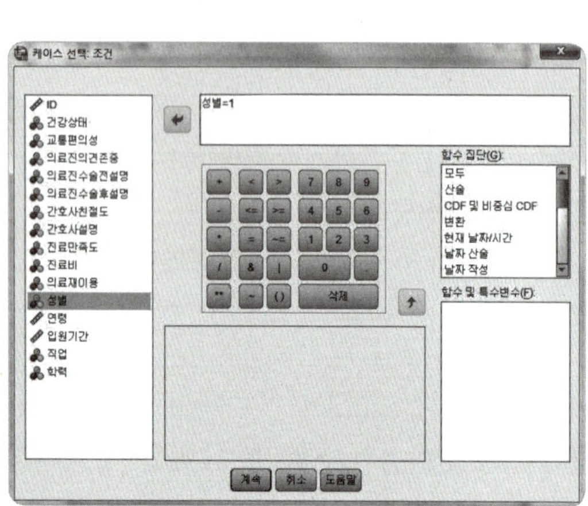

▲ 그림 4-37 조건의 지정

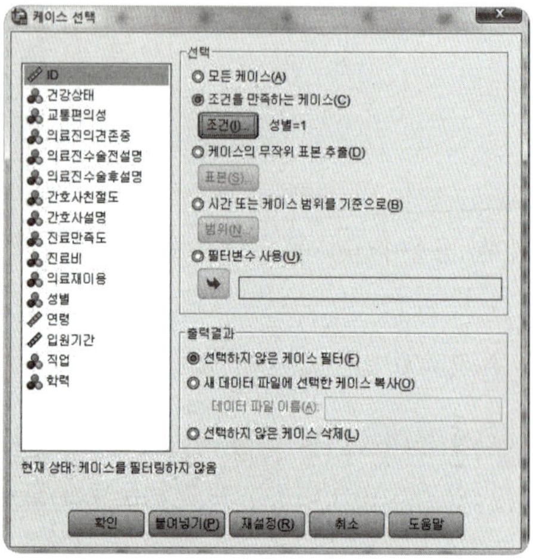

▲ 그림 4-38 선택하지 않은 케이스의 처리 방법 선정 결과

⑤ [그림 4-38]에서 확인을 클릭하면 [그림 4-39]와 같은 화면이 나타난다.

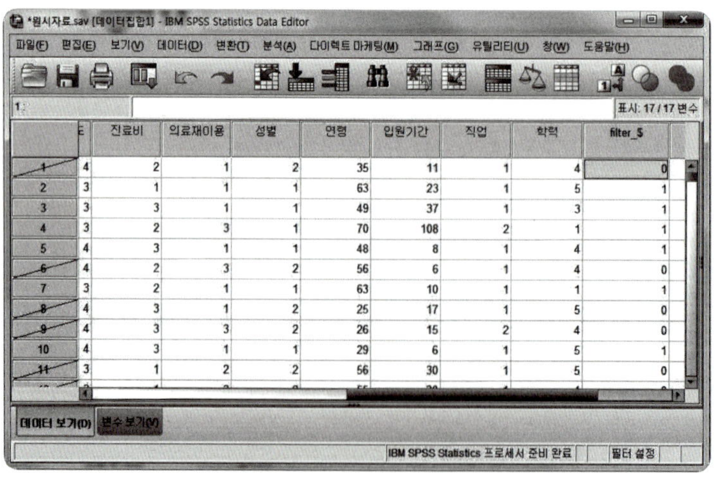

▲ 그림 4-39 필터 변수의 사용 결과

⑥ [그림 4-39]의 데이터 보기(D) 화면에서 케이스 번호에 빗금이 쳐진 것은 필터 변수의 사용에 의해 선택되지 않은 케이스임을 의미한다. 이 상태에서 분석을 실시하면 빗금 친 케이스들은 분석에 포함되지 않는다. 만약 [그림 4-38]의 케이스 선택 대화상자에서 선택하지 않은 케이스 삭제(L)를 선택하면 [그림 4-40]과 같이 '성별'이 '여자(2)'인 경우는 모두 지워지고 '남자(1)'인 경우만 나타난다.

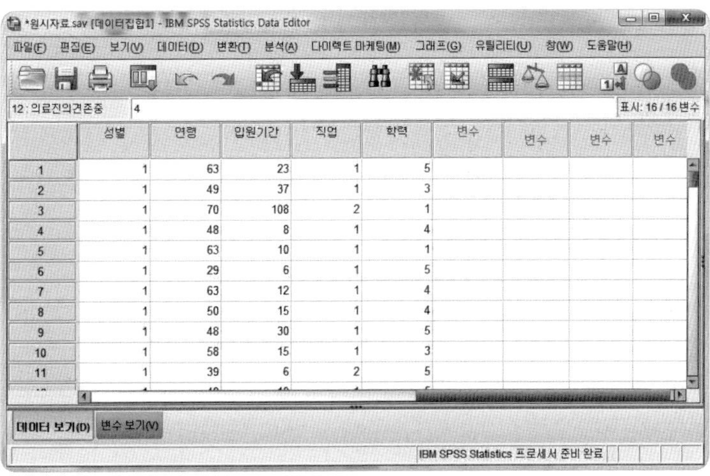

▲ 그림 4-40 선택하지 않은 케이스 삭제의 사용 결과

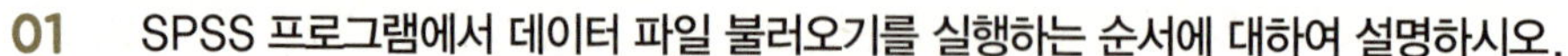

PART 04
연습문제

01 SPSS 프로그램에서 데이터 파일 불러오기를 실행하는 순서에 대하여 설명하시오.

02 SPSS 프로그램에서 변수명, 변수값 설정을 진행하는 방법에 대하여 설명하시오.

03 SPSS 프로그램에서 변수 계산을 진행하는 방법에 대하여 설명하시오.

04 SPSS 프로그램에서 조건 만족 케이스 분석을 진행하는 방법에 대하여 설명하시오.

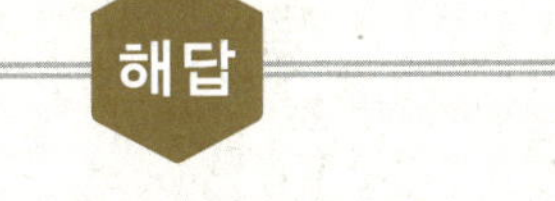

해답

01 SPSS 자료 파일(*.sav)이나 Excel(*.xls) 및 워드프로세서 파일(*.txt)을 불러올 때는 SPSS 통계 프로그램의 주 메뉴에서 파일(F)을 클릭한 후 열기(N)에서 데이터(A)를 선택하면 된다.

02 SPSS 데이터 편집기를 보면 좌측 하단에 데이터 보기(D)와 변수 보기(V)의 2가지 탭이 있다. 여기서 변수 보기(V) 탭을 눌렀을 때 화면에서 변수명, 변수 유형, 변수의 자리수, 소수점 이하 자리, 변수 설명, 변수값, 결측값 등을 결정할 수 있다.

1) **변수명 설정**: 한글 파일을 SPSS 데이터 편집기로 불러오면 자동적으로 변수명이 V1, V2, V3로 지정이 된다. 자동으로 지정된 변수명을 바꾸려면 변수 보기(V) 창에서 변수 이름을 한글이나 영문으로 재설정할 수 있다.

2) **변수값 설정**: 데이터 편집기에서 코딩된 숫자의 의미가 무엇인지를 표시하기 위해 변수값을 입력하면 통계 처리된 결과에 대한 설명 내용을 쉽게 이해할 수 있다. 예를 들면, 코딩된 자료에서 '1'='남자', '2'='여자'로 성별에 대한 변수값을 설명하면 출력 결과에서는 '1'과 '2' 대신 '남자'와 '여자'로 표시가 된다.

03 SPSS 프로그램에서 변수 계산은 다음의 순서에 따라 진행한다.

① 변수 계산을 하기 위해 주 메뉴 변환(T)을 클릭한 후 변수 계산(C)을 선택하면 변수 계산 대화상자가 나타난다.

② 변수 계산 대화상자에서 대상변수(T)에 새로 만들려는 변수명 (예를 들어) '의료진친절도'를 입력한 후 함수 및 특수변수(F)에서 평균 변수를 만들어 주는 Mean을 선택하여 [▲]를 클릭한 후 숫자표현식(E) 상자로 보낸다. 또는 해당되는 조건을 만들기 위해 연산부호를 사용하여 변수 계산식을 작성한다.

③ 확인을 클릭하면 데이터 편집기에 '의료진친절도'라는 새로운 변수가 생성된다.

04 SPSS 프로그램에서 조건 만족 케이스 분석은 다음의 순서에 따라 진행한다.

① 해당되는 변수 (예를 들어) '성별'에서 '남자'들만의 케이스를 선택할 경우 주 메뉴 데

이터(D)를 클릭한 후 케이스 선택(C)을 선택하면 대화상자가 나타난다.

② 조건을 만족하는 케이스(C)를 선택하면 조건(I)이 활성화된다. 조건(I)을 클릭하면 케이스 선택: 조건 대화상자가 나타난다.

③ 해당 변수인 '성별'을 선택한 후 [▶]를 클릭하여 오른쪽 분석변수 상자로 보낸 다음 연산자를 이용하여 분석변수 상자에서 '남자'를 선택하기 위해 '성별=1'을 입력한다.

④ 계속을 클릭하면 케이스 선택 대화상자가 나타나는데, 여기서 선택하지 않은 케이스 필터(F)를 선택한다.

⑤ 데이터 편집기 화면에서 케이스 번호에 빗금이 쳐진 것은 필터 변수의 사용에 의해 선택되지 않은 케이스임을 의미한다.

메모

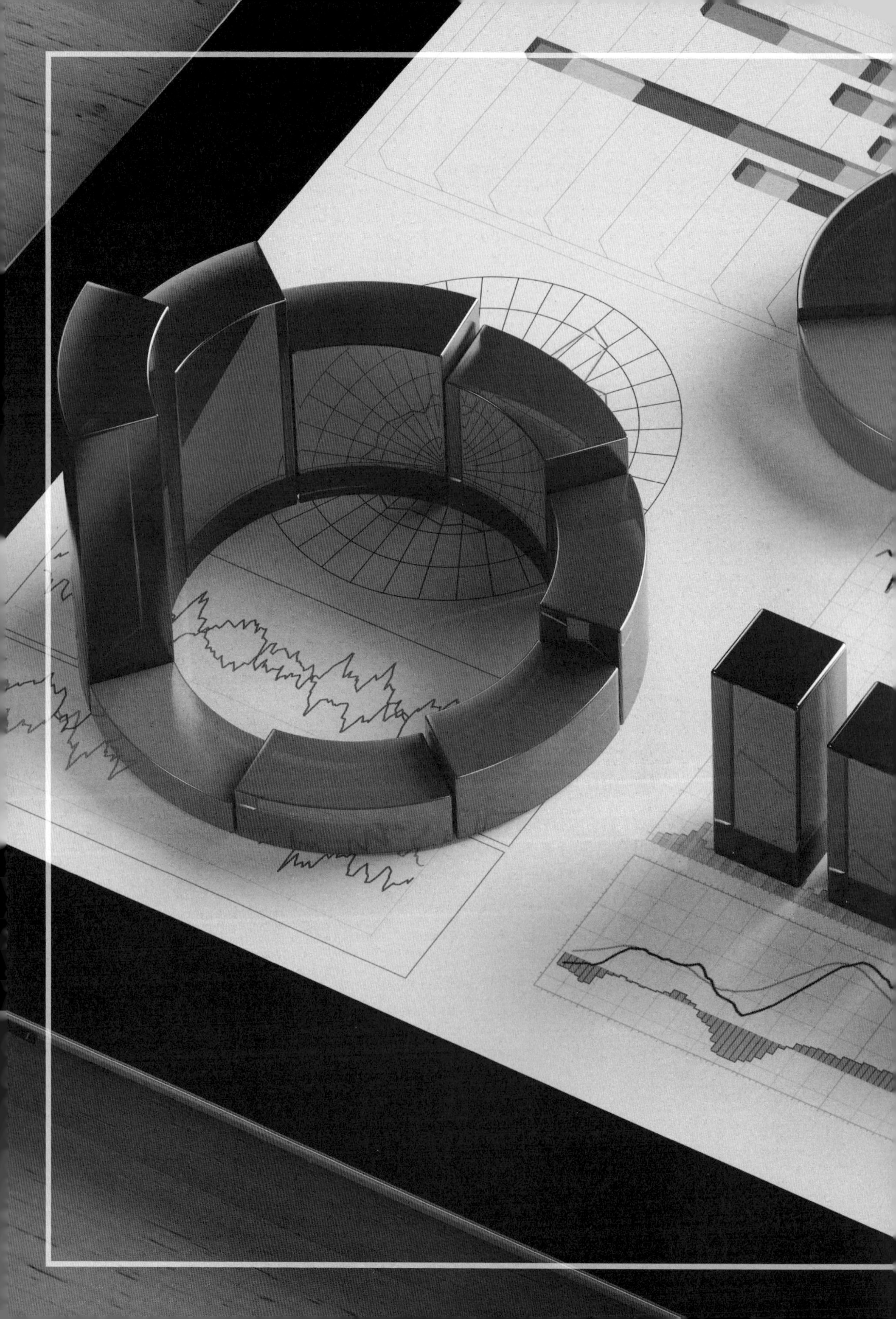

PART 05

자료 정리 및 기초통계

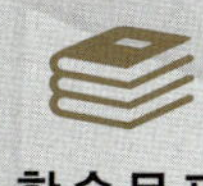

학습목표

1. 빈도분석에 대하여 설명할 수 있다.
2. 대푯값에 대하여 설명할 수 있다.
3. 산포도에 대하여 설명할 수 있다.
4. 분산과 표준편차에 대하여 설명할 수 있다.

1. 자료 정리

자료 정리는 조사된 연구 자료를 분석하고 정리하는 것이다. 매우 복잡한 통계적 분석을 사용하더라도 제일 먼저 해야 할 일은 자료를 수집하고, 수집된 자료를 이해하기 쉽도록 정리·요약하는 일이다. 즉, 수집된 자료를 가공하지 않은 상태로는 유용한 정보를 만들기가 매우 어렵다. 따라서 이 장에서는 수집된 자료를 일목요연하게 나타낼 수 있는 기술과 방법에 대하여 설명하고자 한다.

1) 도수분포표

도수분포표(table)를 만들기 위해서는 통계 자료의 측정값을 몇 개의 급(class)으로 나누어 이 급에 속하는 개수를 빈도(도수, frequency)로 표시하여 이 측정값에 대한 집단의 구조를 표의 형식으로 나타내야 한다. 도수분포표의 표현 양식에서는 다음의 원칙을 지켜야 한다.

① 도수분포표는 가능한 한 간단한 차원으로 작성될수록 효과적이다.

② 도수분포표는 무엇을 표현하려고 하는지, 또는 무엇을 설명하려고 하는지를 분명히 표현하고 또 그렇게 설명이 되도록 작성되어야 한다.

③ 도수분포표는 스스로 모든 것을 설명할 수 있도록 작성되어야 한다.

④ 도수분포표에는 가능한 한 불필요한 선을 긋지 말아야 한다.

⑤ 도수분포표에는 제목을 잘 붙여야 한다.

⑥ 도수분포표는 설명변수와 피설명변수의 내용이 잘 설명될 수 있도록 위치를 정하여야 한다.

2) SPSS를 이용한 빈도분석

SPSS 프로그램을 이용하여 '성별'에 대한 빈도분석(frequency analysis)을 하는 과정은 다음과 같다.

① 주 메뉴에서 분석(A) → 기술통계량(E) → 빈도분석(F)의 순서대로 클릭을 하면 [그림 5-1]과 같이 빈도분석 대화상자가 나타난다. 분석할 변수인 '성별'을 선정한 후 [▶]를 클릭하여 오른쪽의 변수(V) 상자로 이동시킨다.

② [그림 5-1]에서 확인을 누르면 [그림 5-2]와 같이 '성별'에 대한 빈도분석 결과가 출력된다.

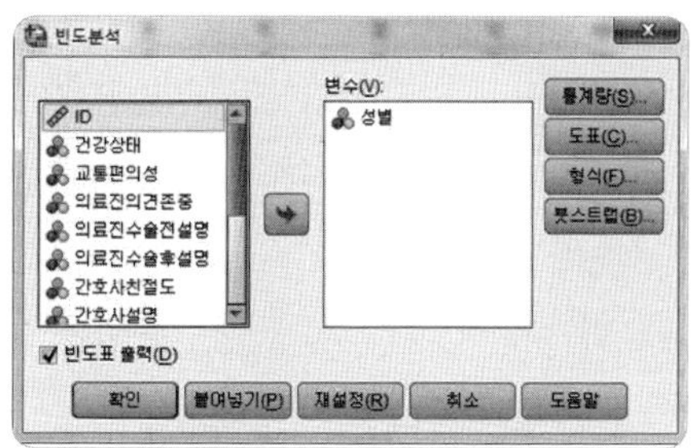

▲ 그림 5-1 빈도분석 대화상자

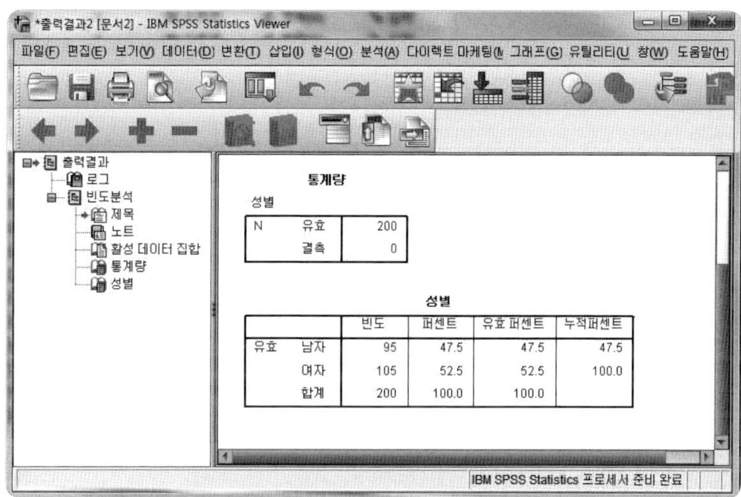

▲ 그림 5-2 빈도분석의 결과

③ [그림 5-2]의 빈도분석 결과를 가지고 '성별'에 대한 도수분포표를 만들면 아래와 같다.

▼ 표 5-1 성별에 대한 도수분포표

성별	빈도(N)	백분율(%)	누적백분율(%)
남자	95	47.5	42.9
여자	105	52.5	100.0

④ 논문 표 작성 시에는 위의 도수분포표에서 '성별'의 빈도와 백분율을 이용하면 된다.

3) 논문 표 작성 및 설명

조사 대상자의 일반적 특성을 정리한 [표 5-2]를 보면, '성별'에서 '남자'는 47.5%, '여자'는 52.5%로 남자보다 여자가 더 많았다.

▼ 표 5-2 조사 대상자의 일반적 특성

일반적 특성	구분	인원수(명)	백분율(%)
성별	남자	95	47.5
	여자	105	52.5
합계		200	100.0

4) 그래프

분석 결과를 이용하여 다음과 같이 원그래프나 막대그래프 등의 그래프를 만들어 볼 수 있다.

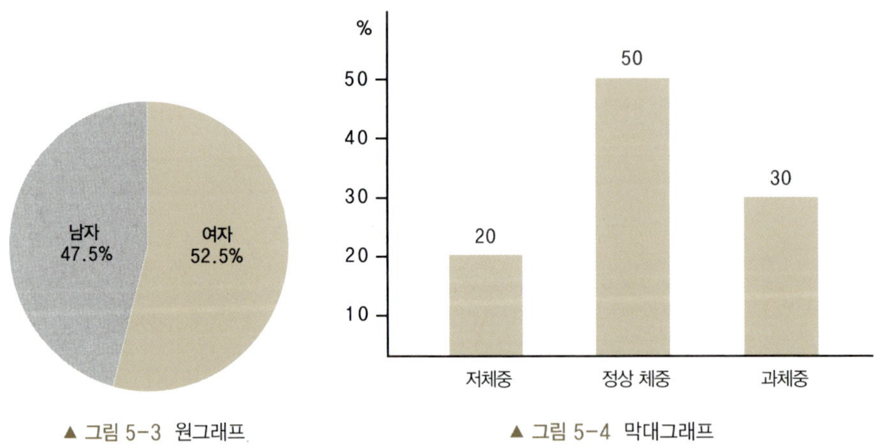

▲ 그림 5-3 원그래프

▲ 그림 5-4 막대그래프

2. 기초통계

중심 위치의 측정이란 관찰된 자료가 어떤 위치에 집중되어 있는가를 알아보는 것이다. 이렇게 측정된 값은 한 집단의 분포를 기술하는 대표적인 수치로 이용된다고 하여 대푯값(average)이라고도 한다. 중심 위치의 측정치로서 흔히 이용되고 있는 대푯값에는 평균, 기하평균, 조화평균, 중위수, 최빈수 등이 있다.

1) 대푯값

(1) 평균

평균(means)은 중심 위치의 측도 중에서 가장 많이 사용되는 방법으로서, 모든 측정값의 합계를 자료의 개수로 나누어 구한다. 즉, 한 표본으로부터 측정된 통계 자료의 산술평균은 측정값을 합한 후 측정수로 나눈 값이다.

$$M = \frac{x_1 + x_2 + x_3 + \cdots + x_n}{n} = \frac{\sum x_i}{n}$$

(2) 중위수

중위수(중앙값, median, Me)는 측정값들을 크기 순서로 배열했을 때, 꼭 중앙에 위치하는 측정값을 말한다. 자료의 개수가 짝수일 경우에는 중앙에 있는 두 수의 평균값이 중위수가 된다. 예를 들어, 다음과 같은 자료가 있다고 하자.

60, 55, 49, 78, 55, 31, 86

이때 각 수를 크기 순서대로 배열해 보면 55가 가장 가운데 위치한 값이 되고, 이 55가 중위수가 된다.

31, 49, 55, <u>55</u>, 60, 78, 86

(3) 최빈수

최빈수(최빈값, mode, Mo)는 자료 중에서 출현 도수가 가장 많은 값을 말하며, 도수분포에서 빈도(도수)가 제일 큰 값을 의미한다. 예를 들어, 아래와 같은 자료가 제시되었을 때 최빈수는 출현 도수가 가장 많은 4가 된다.

1, 2, 2, 3, 4, 4, 4, 5, 5, 6, 8

> **평균(means)** 측정값의 합계를 자료의 개수로 나눈 값이다.
>
> **중위수(median, Me)** 측정값들을 크기 순서로 배열했을 때, 꼭 중앙에 위치하는 값이다.
>
> **최빈수(mode, Mo)** 자료 중에서 출현 도수가 가장 많은 값으로, 도수분포에서 빈도(도수)가 제일 큰 값이다.

2) 산포도

앞에서 살펴본 대표치는 자료 분포의 중심이 어디에 위치하는가를 나타낸 것으로서 자료의 분포를 파악하는 데에는 충분하지 못하다. 분포의 특성을 알기 위해서는 대표치 이외에도 자료가 얼마나 흩어져 있는가를 알 필요가 있는데, 자료가 흩어져 있는 정도를 산포도(dispersion)라고 한다.

(1) 범위

범위(range)는 산포도를 측정하는 가장 간단한 방법으로서 자료를 크기 순서로 나열해 놓았을 때 가장 작은 값과 가장 큰 값의 차이를 말한다.

(2) 분산과 표준편차

분산(variance)과 표준편차(standard deviation, SD)는 산포의 정도를 나타내는 데 가장 많이 사용되는 매우 중요한 개념이다. 자료가 얼마나 흩어져 있는가를 숫자로 표현하기 위하여, 우선 각 관측값이 자료의 중심 위치로부터 떨어진 거리를 측정해 보면, 중심 위치의 측도가 표본평균 M인 경우, 각 측정값과 평균과의 차이를 편차(deviation)라고 부른다. 분산은 편차의 제곱을 합하여 자료의 개수로 나눈 것이며, 표준편차는 분산의 제곱근이다.

$$\text{모분산: } \sigma^2 = \frac{\sum (x_i - \mu)^2}{n}$$

(3) 변이계수

변이계수(coefficient of variance, CV)는 평균을 100으로 환산할 때 표준편차는 산술평균 100에 대하여 얼마의 크기인가를 보는 것이다. 분산과 표준편차가 절대적 산포도인 반면에 변이계수는 상대적 산포도라 한다.

$$CV = \frac{SD}{\ddot{x}} \times 100$$

산포도(dispersion) 자료가 흩어져 있는 정도이다.

범위(range) 자료를 크기 순서로 나열해 놓았을 때 가장 작은 값과 가장 큰 값의 차이이다.

분산(variance), 표준편차(standard deviation, SD) 절대적 산포도이다.

변이계수(coefficient of variance, CV) 상대적 산포도이다.

3) SPSS를 이용한 기술통계 분석

SPSS 프로그램을 이용하여 '의료진 친절 만족도'에 대한 기술통계 분석을 하는 과정은 다음과 같다.

① 주 메뉴에서 분석(A) → 기술통계량(E) → 기술통계(D)의 순서대로 클릭을 하면 [그림 5-3]과 같이 기술통계 대화상자가 나타난다. 분석할 변수를 선정한 후 [▶]를 클릭하여 오른쪽의 변수(V) 상자로 이동시킨다.

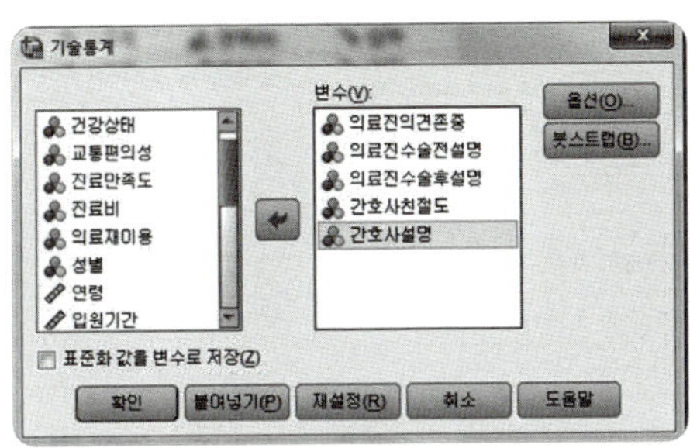

▲ 그림 5-5 기술통계 대화상자

② [그림 5-3]에서 확인을 누르면 [그림 5-4]와 같이 '의료진 친절 만족도'에 대한 기술통계 분석 결과가 출력된다.

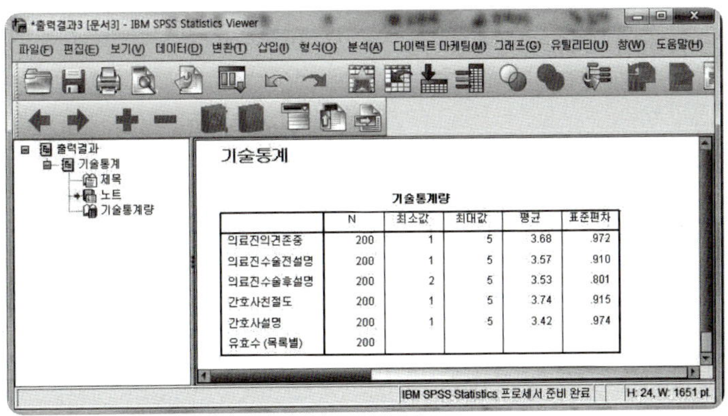

기술통계량

	N	최소값	최대값	평균	표준편차
의료진의견존중	200	1	5	3.68	.972
의료진수술전설명	200	1	5	3.57	.910
의료진수술후설명	200	2	5	3.53	.801
간호사친절도	200	1	5	3.74	.915
간호사설명	200	1	5	3.42	.974
유효수 (목록별)	200				

▲ 그림 5-6 기술통계 분석의 결과

③ 논문 표 작성 시에는 [그림 5-6]의 변수들의 평균값과 표준편차값을 이용하면 된다. 논문 표에서 평균값과 표준편차값은 'M±SD'로 표시한다.

4) 논문 표 작성 및 설명

'의료진 친절 만족도 순위'를 나타낸 [표 5-3]에서 '간호사 친절도'가 3.74점으로 가장 높았고, 다음으로 '의료진 의견 존중' 3.68점, '의료진 수술 전 설명' 3.57점 순이었다.

▼ 표 5-3 의료진 친절 만족도 순위

항목	M±SD	순위
의료진 의견 존중	3.68 ± 0.97	2
의료진 수술 전 설명	3.57 ± 0.91	3
의료진 수술 후 설명	3.53 ± 0.80	4
간호사 친절도	3.74 ± 0.92	1
간호사 설명	3.42 ± 0.97	5

M: 평균, SD: 표준편차

TIP

- 명목척도나 서열척도는 평균값을 구할 수 없다.

PART 05
연습문제

01 도수분포표에 대하여 기술하시오.

02 대푯값 중 평균, 중위수, 최빈수에 대하여 기술하시오.

03 산포도에 대하여 기술하시오.

04 분산과 표준편차에 대하여 기술하시오.

해답

01 도수분포표(table)는 통계 자료의 측정값을 몇 개의 급(class)으로 나누어 이 급에 속하는 개수를 빈도(도수, frequency)로 표시하여 이 측정값에 대한 집단의 구조를 표의 형식으로 나타낸 것이다.

02 1) **평균**(means): 중심 위치의 측도 중에서 가장 많이 사용되는 방법으로서, 모든 측정값의 합계를 자료의 개수로 나누어 구한다.

2) **중위수**(중앙값, median, Me): 측정값들을 크기 순서로 배열했을 때 한가운데에 위치하는 측정값을 말한다.

3) **최빈수**(최빈값, mode, Mo): 자료 중에서 출현 도수가 가장 많은 값을 말하며, 도수분포에서 빈도(도수)가 제일 큰 값을 의미한다.

03 분포의 특성을 알기 위해서는 대표치 이외에도 자료가 얼마나 흩어져 있는가를 알 필요가 있는데, 이렇게 자료가 흩어져 있는 정도를 산포도(dispersion)라고 한다.

04 1) **표준편차**(standard deviation, SD): 자료가 얼마나 흩어져 있는가를 숫자로 표현하기 위하여, 각 관측값이 자료의 중심 위치로부터 떨어진 거리를 측정해 볼 수 있다. 이때, 중심 위치의 측도가 표본평균 M인 경우, 각 측정값과 평균과의 차이를 편차(deviation)라고 부르며, 분산의 제곱근을 표준편차라고 한다.

2) **분산**(variance): 편차의 제곱을 합하여 자료의 개수로 나눈 것이다.

메모

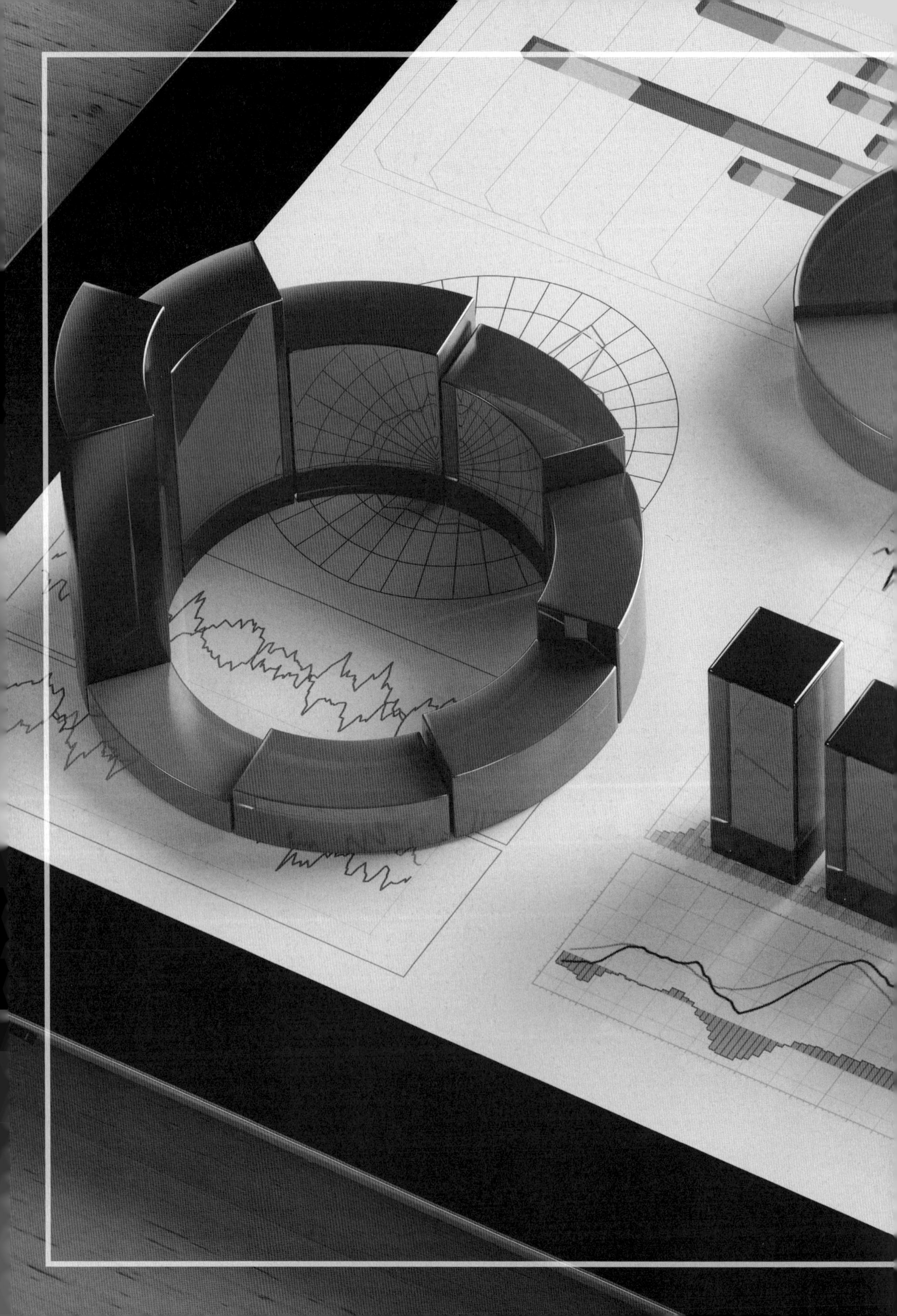

PART

06

두 집단의 평균비교

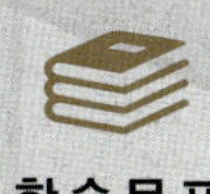

학습목표

1. SPSS에서 독립표본 T-검정을 진행하는 방법에 대하여 설명할 수 있다.
2. SPSS에서 쌍체비교 T-검정을 진행하는 방법에 대하여 설명할 수 있다.

1. T-검정

평균은 집단의 특성을 가장 잘 나타내는 방법으로 실험 연구의 대푯값으로 많이 사용되고 있다. 평균을 비교하는 방법에는 Z-검정(Z-test), T-검정(T-test), F-검정(F-test)이 있다. Z-검정은 대상자가 많은 경우(N=120 이상)에 활용하고, T-검정은 집단의 수가 2개일 때 사용하며, F-검정은 분산분석으로 3개 이상의 집단일 경우 사용하는 분석법이다.

T-검정 방법은 3가지로 구분할 수 있는데, 일표본 T-검정, 독립 T-검정, 대응표본 T-검정이 그것이다. 일반적으로 T-검정은 독립 T-검정과 대응표본 T-검정을 주로 활용하므로 SPSS를 이용한 T-검정 방법에서는 이 2가지를 중심으로 설명하고자 한다. T-검정을 사용하는 경우는 다음과 같다.

① 독립된 2개의 표본(명목척도)의 평균값의 차이를 검정할 때 사용된다.

② 두 집단 간의 평균이 통계적으로 유의한 차이가 있는가를 검정할 때 사용된다. 그러나 동일한 표본에서 두 변수의 평균값에 차이가 있는가를 비교할 때는 쌍체비교(짝비교) T-검정을 하여야 한다. 즉, 한 사람의 운동 전과 운동 후의 결과를 볼 때는 쌍체비교를 해야 한다.

③ 분석하고자 하는 표본이 2개의 집단일 때 사용한다. 만약 표본이 3개 집단 이상인 경우에는 반드시 분산분석(ANOVA)을 수행해야 한다.

④ 정규 모집단으로부터 추출된 표본으로서 표본 수가 30개 이하인 경우는 T-검정을 사용하고 표본 수가 30개 이상인 경우는 Z-검정과 T-검정 어느 것을 수행해도 무방하다.

1) SPSS를 이용한 T-검정

SPSS 프로그램을 이용하여 '성별에 따른 진료 만족도'에 차이가 있는지를 알아보기 위해 T-검정을 하는 과정은 다음과 같다.

① 주 메뉴에서 분석(A) → 평균비교(M) → 독립표본 T 검정(T)의 순서대로 클릭을 하면 [그림 6-1]과 같이 독립표본 T 검정 대화상자가 나타난다.

T-검정(T-test) 두 집단에 사용하는 분석 방법이다.

F-검정(F-Test) 세 집단 이상에 사용하는 분석 방법이다.

쌍체비교(짝비교) T-검정 동일한 표본에서 2개 변수의 평균값에 차이가 있는지를 비교할 때 사용하는 분석 방법이다.

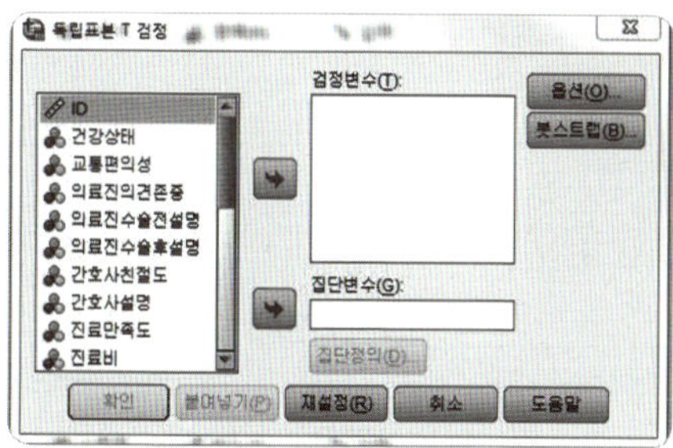

▲ 그림 6-1 독립표본 T 검정 대화상자

② [그림 6-1]에서 [그림 6-2]와 같이 분석할 변수인 '진료만족도'를 선정한 후 [▶]를 클릭하여 오른쪽 검정변수(T) 상자로 이동시킨다. 다음 집단변수인 '성별'을 선정하여 [▶]를 클릭하여 오른쪽의 집단변수(G) 상자로 이동시키면 집단정의(D)가 활성화된다.

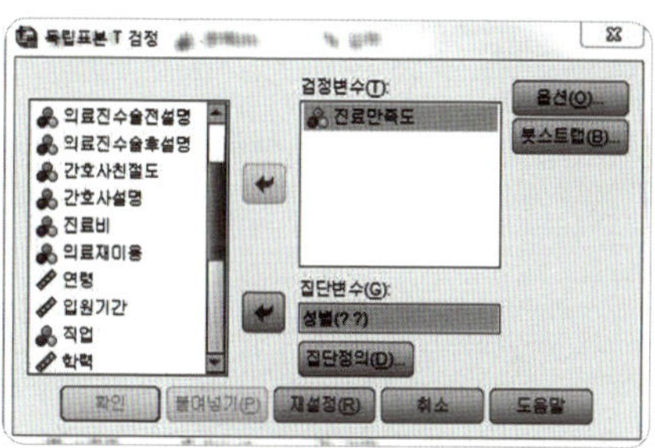

▲ 그림 6-2 독립표본 T 검정 변수의 선정

③ [그림 6-2]에서 집단정의(D)를 클릭하면 [그림 6-3]과 같이 집단정의 대화상자가 나타난다. 다음 지정값 사용(U)에서 집단 1에 '1'로, 집단 2에 '2'로 집단을 정의한다. 이는 '성별' 코딩 시 '남자'를 '1'로, '여자'를 '2'로 자료 입력을 하였기 때문이다.

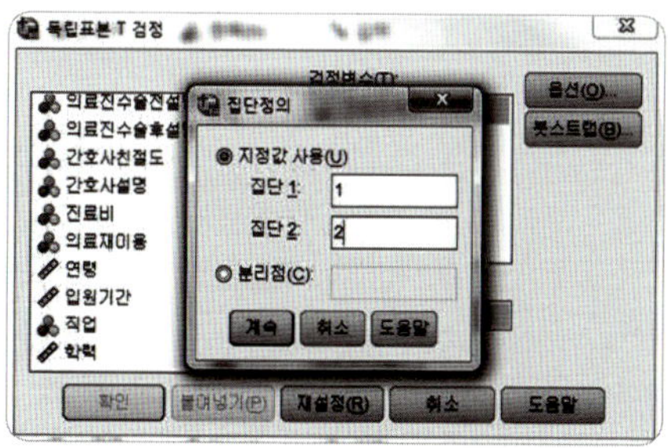

▲ 그림 6-3 집단정의 대화상자

④ [그림 6-3]에서 계속을 클릭한 후 확인을 누르면 [표 6-1]과 같이 독립표본 T 검정의 결과가 나타난다.

▼ 표 6-1 독립표본 T 검정의 결과

집단통계량

	성별	N	평균	표준편차	평균의 표준편차
진료만족도	남자	95	3.56	.725	.074
	여자	105	3.38	.801	.078

독립표본 검정

		Levene 등분산 검정		평균의 동일성에 대한 t-검정						
									차이의 95% 신뢰구간	
		F	유의확률	t	자유도	유의확률 (양쪽)	평균차	차이의 표준오차	하한	상한
진료 만족도	등분산이 가정됨	.408	.524	1.631	198	.104	.177	.108	-.037	.391
	등분산이 가정되지 않음			1.639	198.000	.103	.177	.108	-.036	.390

⑤ 논문 표 작성 시에는 [표 6-1]의 집단통계량에서 성별의 평균과 표준편차를 이용하고, 독립표본 검정에서는 등분산이 가정됨의 t와 유의확률(양쪽)을 이용한다. 여기서 Leven 등분산 검정의 유의확률이 0.05보다 크면 등분산이 가정되는 것으로 보고, 0.05보다 작으면 가정되지 않는 것으로 본다.

2) 논문 표 작성 및 설명

'성별에 따른 진료 만족도'를 정리한 [표 6-2]에서 '남자'는 3.56점, '여자'는 3.38점으로 '남자'가 '여자'보다 '진료 만족도'가 약간 높게 나타났으나 통계적인 유의한 차이는 없었다($p>0.05$).

▼ 표 6-2 성별에 따른 진료 만족도

일반적 특성	구분	진료 만족도 M±SD	t	sig
성별	남자	3.56 ± 0.73	1.63	0.104
	여자	3.38 ± 0.80		

M: 평균, SD: 표준편차

2. 쌍체비교

쌍체비교(짝비교, paired T-test)란 동일한 표본에서 2개 변수의 평균값에 차이가 있는가를 비교할 때 쓰는 방법이다. 즉, 한 사람 혹은 한 집단을 대상으로 운동 전과 운동 후의 결과에 대한 평균값에 차이가 있는지, 혹은 음주 전과 음주 후의 결과에 대한 평균값에 차이가 있는지 등을 보고자 할 때 사용되는 기법이다.

1) SPSS를 이용한 쌍체비교

SPSS 프로그램을 이용하여 '의료진의 수술 전과 후의 설명의 대한 만족도'에 차이가 있는지를 알아보기 위해 쌍체비교를 하는 과정은 다음과 같다.

① 주 메뉴에서 분석(A) → 평균비교(M) → 대응표본 T 검정(P)의 순서대로 클릭을 하면 [그림 6-4]와 같이 대응표본 T 검정 대화상자가 나타난다.

② [그림 6-4]에서 [그림 6-5]와 같이 차이 검증을 할 변수 '의료진수술전설명'과 '의료진수술후설명'을 차례로 선정한 후 [▶]를 클릭하여 대응 변수(V) 상자로 이동시킨다.

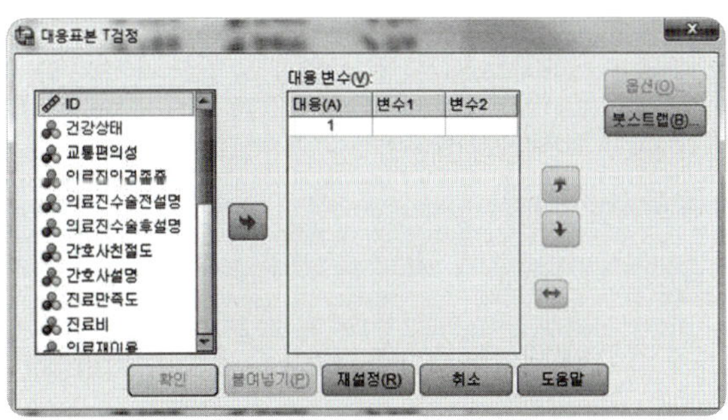

▲ 그림 6-4 대응표본 T 검정 대화상자

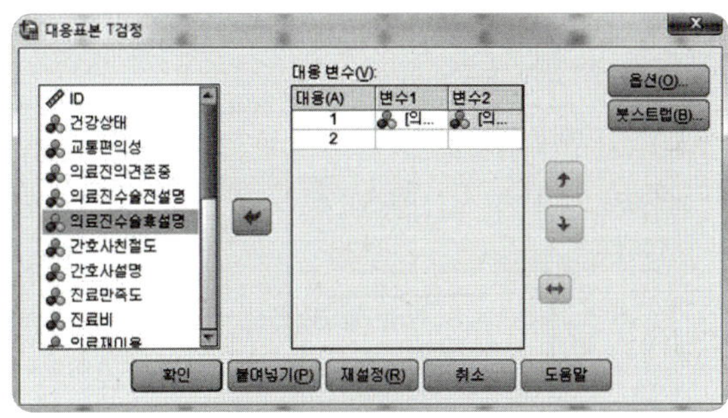

▲ 그림 6-5 대응 변수의 선정

③ [그림 6-5]에서 확인을 누르면 [표 6-3]과 같이 대응표본 T 검정의 결과가 나타난다.

▼ 표 6-3 대응표본 T 검정의 결과

대응표본 통계량

		평균	N	표준편차	평균의 표준오차
대응	의료진수술전설명	3.58	200	.910	.064
	의료진수술후설명	3.53	200	.801	.057

대응표본 상관계수

		N	상관계수	유의확률
대응	의료진수술전설명 & 의료진수술후설명	200	.620	.000

대응표본 검정

		대응차					t	자유도	유의확률 (양쪽)
		평균	표준편차	평균의 표준오차	차이의 95% 신뢰구간				
					하한	상한			
대응	의료진수술전설명 - 의료진수술후설명	.045	.752	.053	-.060	.150	.846	199	.399

④ 논문 표 작성 시 [표 6-3]의 대응표본 통계량에서 평균과 표준편차를, 대응표본 검정에서는 평균, t, 유의확률(양쪽)을 이용한다.

2) 논문 표 작성 및 설명

'의료진의 수술 전과 후의 설명에 대한 만족도'의 차이를 정리한 [표 6-4]에서 '의료진 수술 전 설명' 만족도는 3.58점, '의료진 수술 후 설명' 만족도는 3.53점으로 수술 전과 후의 설명에 대한 만족도 차이는 0.05점이었으나 통계적인 유의한 차이가 없었다($p>0.05$). 따라서 의료진의 수술 전과 후의 설명에 대한 만족도는 아무런 차이가 없다고 할 수 있다.

▼ 표 6-4 의료진의 수술 전과 후의 설명에 대한 만족도

N=200

구분	만족도 M±SD	차이 M	t	sig
의료진 수술 전 설명	3.58 ± 0.91	0.05	0.85	0.399
의료진 수술 후 설명	3.53 ± 0.80			

M: 평균, SD: 표준편차

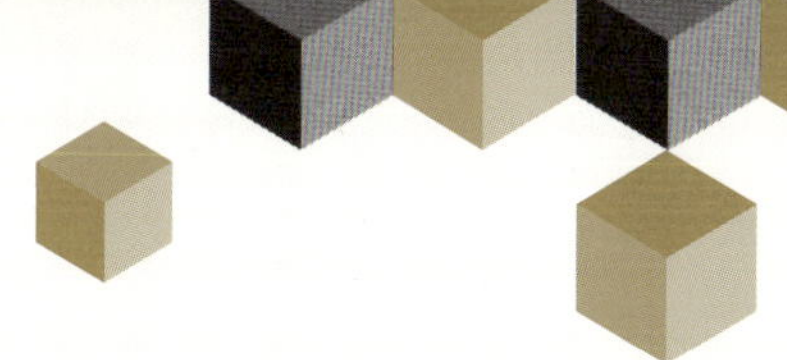

PART 06
연습문제

01 평균의 비교 방법인 Z-검정, T-검정, F-검정에 대하여 간략하게 설명하시오.

02 SPSS 프로그램에서 독립성 T-검정을 진행하는 방법에 대하여 설명하시오.

03 짝비교에 대하여 설명하시오.

04 다음은 두 지역의 학생들을 선발하여 모의시험을 치른 결과이다. 지역 간 학생들의 성적에 차이가 있는지 T-검정한 분석 결과를 제시하고 결과에 대해 해석하시오(단, 유의수준은 0.05).

단위: 점

A지역	49	50	47	45	55	49	55	51	49	50
B지역	55	52	48	50	58	51	62	50	65	64

05 다음은 10명의 환자를 대상으로 약물치료 전후의 혈청값을 조사한 결과이다. 약물치료에 효과가 있는지 검정하시오(단, 유의수준은 0.01).

단위: 점

환자	1	2	3	4	5	6	7	8	9	10
치료 전	49	50	47	45	55	49	55	51	49	50
치료 후	55	52	48	50	58	51	62	50	65	64

해답

01 1) Z-검정: 대상자가 많을 경우(N=120 이상)에 사용한다.

2) T-검정: 대상 집단이 두 집단인 경우에 사용한다. 이 방법은 크게 3가지로 구분할 수 있는데, 일표본 T-검정, 독립 T-검정, 대응표본 T-검정이 그것이다.

3) F-검정: 분산분석으로 대상 집단이 세 집단 이상인 경우에 사용한다.

02 SPSS 프로그램에서 독립성 T-검정은 다음의 순서에 따라 진행한다.

① 주 메뉴에서 분석(A) → 평균비교(M) → 독립표본 T 검정(T)의 순서대로 클릭을 하면 독립표본 T 검정 대화상자가 나타난다.

② 분석할 변수 (예를 들어) '진료 만족도'를 선정한 후 [▶]를 클릭하여 오른쪽의 검정변수(T) 상자로 이동시킨다. 그다음 집단변수 (예를 들어) '성별'을 선정한 후 [▶]를 클릭하여 오른쪽의 집단변수(G) 상자로 이동시키면 집단정의(D)가 활성화된다.

③ 집단정의(D)를 클릭하면 집단정의 대화상자가 나타난다. 다음 지정값 사용(U)에서 집단 1에 '1'로, 집단 2에 '2'로 집단을 정의한다. 이는 성별 코딩 시 '남자'를 '1'로, '여자'를 '2'로 자료 입력을 하였기 때문이다.

④ 계속을 클릭한 후 확인을 누르면 독립표본 T 검정의 결과가 나타난다.

03 짝비교(paired T-test)는 쌍체비교라고도 하며, 동일한 표본에서 2개 변수의 평균값에 차이가 있는가를 비교할 때 쓰는 방법이다. 즉, 한 사람 혹은 한 집단에 운동 전, 운동 후의 결과에 대한 평균값의 차이가 있는지, 혹은 음주 전과 음주 후의 결과에 대한 평균값에 차이가 있는지 등을 보고자 할 때 사용되는 기법이다.

04 1) 분석 결과

일표본 통계량

	N	평균	표준편차	평균의 표준오차
A지역	10	50.00	3.127	.989
B지역	10	55.50	6.329	2.001

일표본 검정

	검정값 = 0					
					차이의 95% 신뢰구간	
	t	자유도	유의확률 (양쪽)	평균차	하한	상한
A지역	50.565	9	.000	50.000	47.76	52.24
B지역	27.731	9	.000	55.500	50.97	60.03

2) 해석

- 두 지역의 모의시험 성적의 평균을 분석한 결과 'A지역'은 55.0점, 'B지역'은 55.5점으로 'B지역'의 평균이 높았으며, 통계적으로도 유의한 차이를 보였다(p =0.000).
- 따라서 귀무가설(H_0: 두 지역 간 평균의 차이는 없다.)을 기각하고, 대립가설을 채택한다.
- 결론적으로 두 지역 간의 평균값은 차이가 나며, 이러한 결과는 통계적으로도 유의한 차이를 보이는 것으로 해석된다.

05 1) 분석 결과

대응표본 통계량

		평균	N	표준편차	평균의 표준오차
대응 1	치료 전	50.00	10	3.127	.989
	치료 후	55.50	10	6.329	2.001

대응표본 상관계수

		N	상관계수	유의확률
대응 1	치료 전 & 치료 후	10	.477	.163

대응표본 검정

		대응차					t	자유도	유의확률 (양쪽)
		평균	표준편차	평균의 표준오차	차이의 95% 신뢰구간				
					하한	상한			
대응 1	치료 전 - 치료 후	-5.500	5.563	1.759	-9.479	-1.521	-3.127	9	.012

2) 해석

- 약물치료 전후의 혈청값 평균을 분석한 결과 '치료 전'은 55.0점, '치료 후'는 55.5점으로 '치료 후'의 평균이 높았으며, 통계적으로도 유의한 차이를 보였다 (p=0.012).
- 따라서 귀무가설(H_0: 치료 전후 평균의 차이는 없다.)을 기각하고, 대립가설을 채택한다.
- 결론적으로 약물치료 전후의 평균값은 차이가 나며, 이러한 결과는 통계적으로도 유의한 차이를 보이는 것으로 해석된다.

메 모

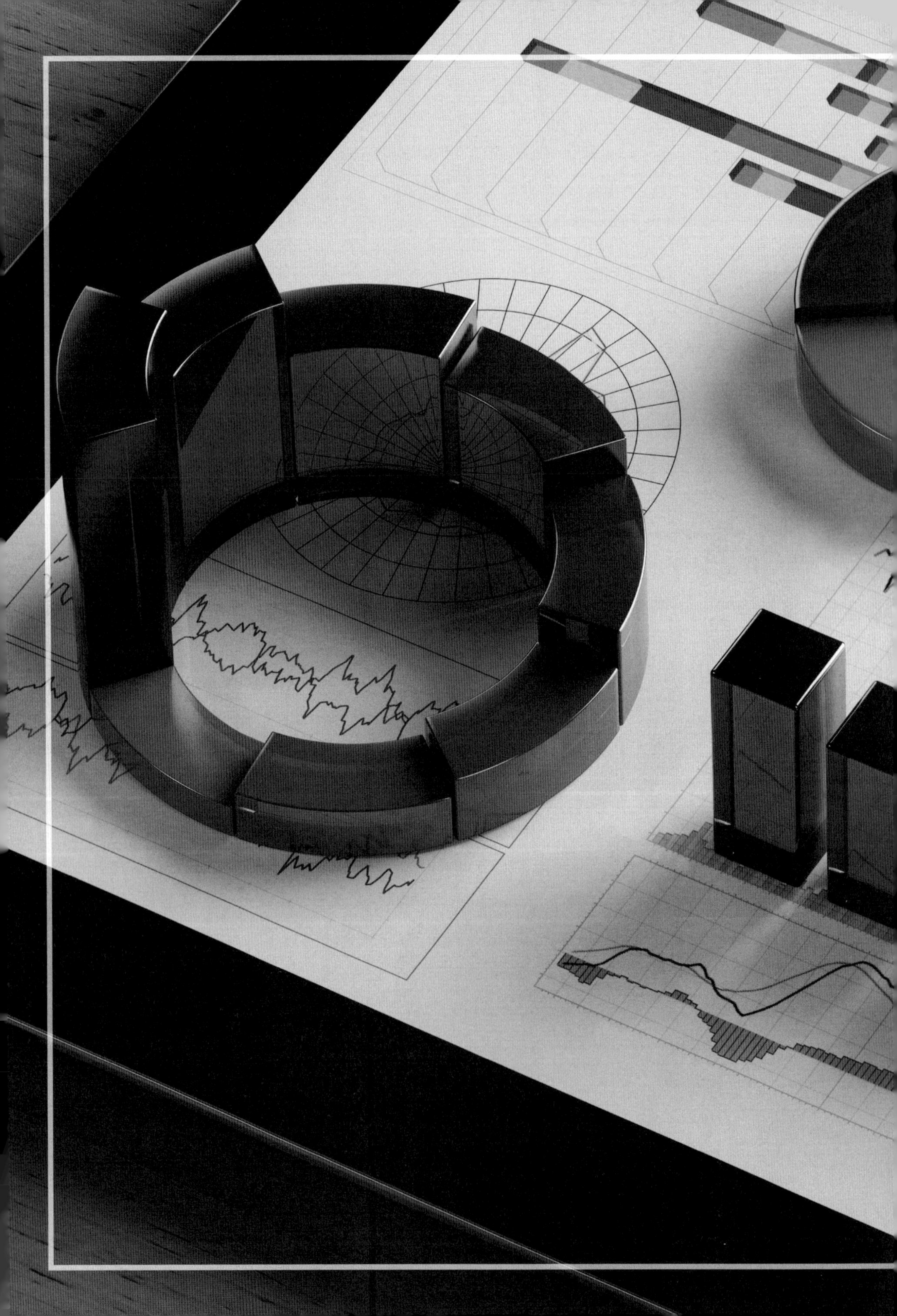

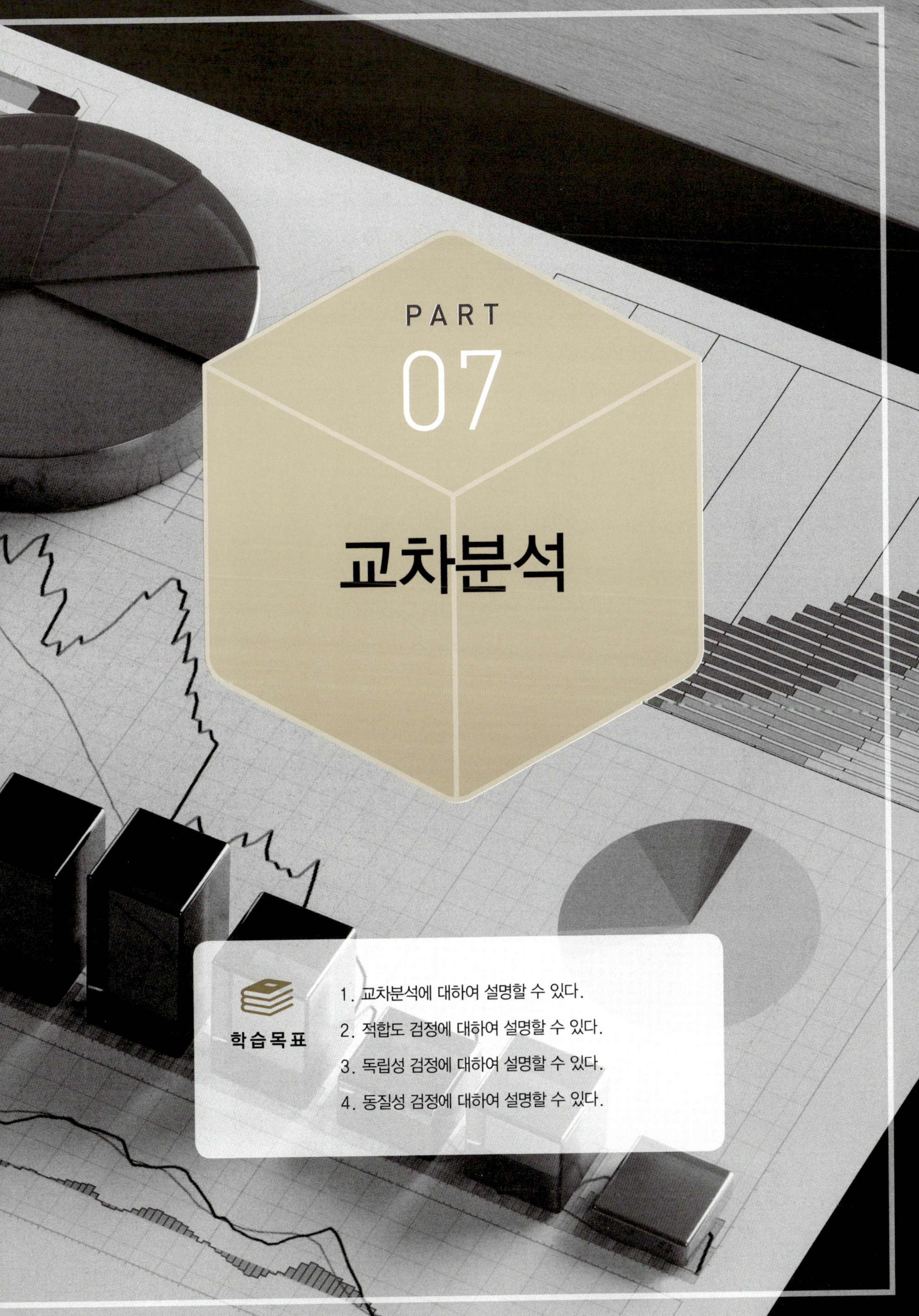

PART 07 교차분석

학습목표

1. 교차분석에 대하여 설명할 수 있다.
2. 적합도 검정에 대하여 설명할 수 있다.
3. 독립성 검정에 대하여 설명할 수 있다.
4. 동질성 검정에 대하여 설명할 수 있다.

1. 교차분석

교차분석(χ^2-test)은 개별 변수에 대한 측정값이 어떤 특성(범위)에 포함되는가 여부를 통계 자료로부터 검정하는 것을 말한다. 즉, 교차분석은 관찰된 자료의 도수인 관찰도수(observed value)가 특정한 이론이나 가설하에서 나타날 것으로 기대되는 기대도수(expected value) 또는 이론도수와 차이가 있는지 없는지를 검정하는 것이다. 이 가설 검정 방법은 적합도 검정(test of goodness of fit), 독립성 검정(test of independence) 및 동질성 검정(test of home-genecity) 등에 이용된다.

이 분석은 한 변수 내의 집단이 두 집단 이상인 경우에 이용된다. 그리고 집단에 대해서는 관측값의 도수를 이용하며, 척도는 가능한 명목척도, 서열척도로 이루어져야 한다.

2. 카이제곱 분포의 가설 검정

카이제곱(chi-square) 분포의 가설 검정 방법은 크게 3가지 방식으로 구분할 수 있는데, 적합도 검정(관찰 분포와 이론 분포 일치 여부 검정), 독립성 검정(자료 분류 기준의 독립성 여부 검정), 동질성 검정(표본 추출 시 모집단의 동질성 여부 검정)이 그것이다. 각 검정 방법에 대한 구체적인 내용은 다음과 같다.

1) 적합도 검정

적합도 검정은 관찰된 분포가 그 표본이 추출된 모집단의 이론 분포와 일치하는지 일치하지 않는지를 검정하는 것이다. 즉, 표본에서 관찰된 관찰값(관찰도수)과 귀무가설 H_0에 주어진 이론 표본을 통하여 계산된 기댓값(기대도수)을 비교하여 실제 관찰된 도수가 이론 분포에 잘 부합하는지 판정하는 검정 방법을 적합도 검정이라고 한다.

2) 독립성 검정

독립성 검정은 자료를 2가지 기준에 따라 분류할 경우 그 2가지의 분류 기준이 서로 독립적인가 아닌가를 검정하는 것이다. 여기에서 독립적이라는 말의 뜻은 2가지의 분류 기준 중 어떤 하나의 기준에 의하여 분류된 자료의 분포가 다른 하나의 기준에 의하여 분류된 자료에 관계없이 동일하다는 것을 뜻하며, 이때 2가지의 분류 기준은 서로 독립적이라고 말한다.

3) 동질성 검정

몇 개의 모집단에서 각각의 독립적인 표본을 추출하였을 경우 그 모집단들이 동일한 것인가 아닌가를 검정하는 방법이 동질성 검정이다. 독립성 검정은 2가지의 분류 기준이 서로 독립적인가를 알아보고자 하는 것인 반면에, 동질성 검정은 분류 기준에 따른 각각의 표본들의 분포가 서로 동질의 것인가를 검정하는 것이다. 따라서 동질성 검정은 그 표본들이 동일한 모집단에서 추출되었다는, 즉 모든 표본의 모집단 간에 차이가 없다는 귀무가설을 검정하는 것이다.

3. 교차분석의 실제

1) SPSS를 이용한 교차분석

SPSS 프로그램을 이용하여 '성별에 따른 의료 재이용'에 차이가 있는지를 알아보기 위해 교차분석을 하는 과정은 다음과 같다.

① 주 메뉴에서 분석(A) → 기술통계량(E) → 교차분석(C)의 순서대로 클릭을 하면 [그림 7-1]과 같이 교차분석 대화상자가 나타난다.

② [그림 7-1]에서 [그림 7-2]와 같이 분석할 변수 '성별'을 선정한 후 [▶]를 클릭하여 오른쪽의 행(W) 상자로 이동시킨다. 다음 변수 '의료재이용'을 선정한 후 [▶]를 클릭하여 오른쪽의 열(C) 상자로 이동시킨다.

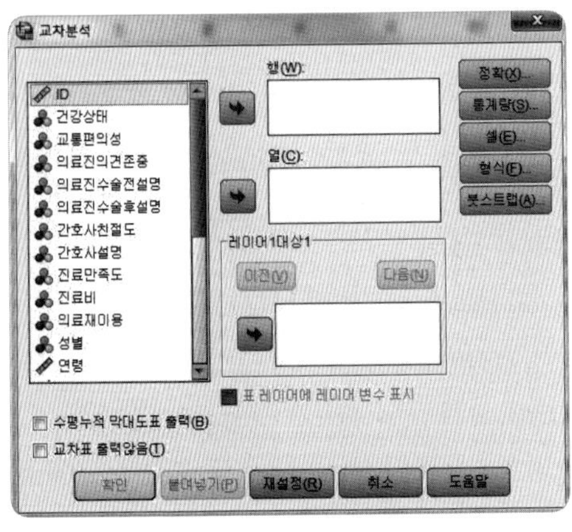

▲ 그림 7-1 교차분석 대화상자

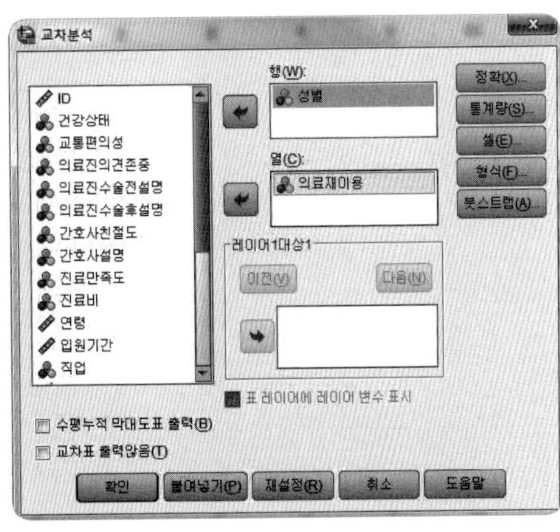

▲ 그림 7-2 행과 열에 분석할 변수 선정

③ [그림 7-2]에서 통계량(S)을 클릭하여 [그림 7-3]과 같이 카이제곱(H)을 선택하고 계속을 누른다.

④ [그림 7-2]에서 셀(E)을 클릭하여 [그림 7-4]와 같이 퍼센트에서 행(R), 열(C), 전체(T)를 선택하고 계속을 누른다.

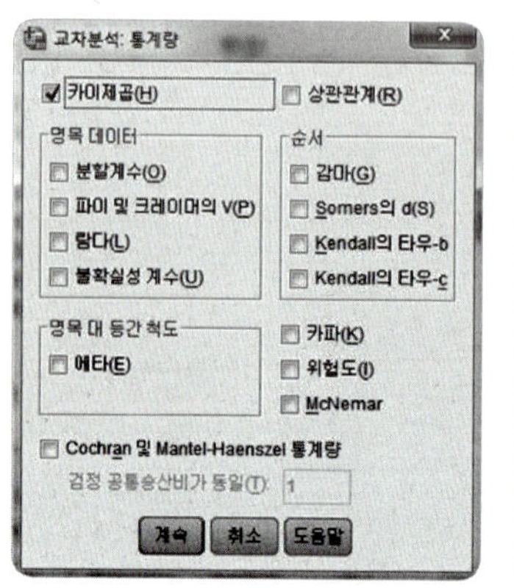

▲ 그림 7-3 통계량 대화상자

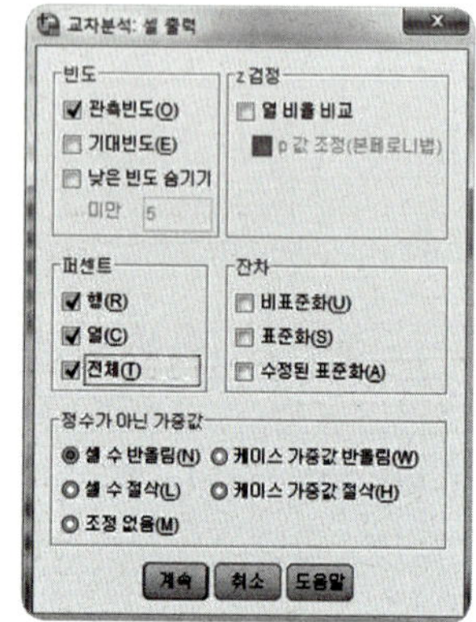

▲ 그림 7-4 셀 출력 대화상자

⑤ [그림 7-2]에서 확인을 누르면 [표 7-1]과 같이 교차분석의 결과가 나타난다.

▼ 표 7-1 교차분석의 결과

케이스 처리 요약

진료만족도

	케이스					
	유효		결측		전체	
	N	퍼센트	N	퍼센트	N	퍼센트
성별 * 의료재이용	200	100.0%	0	.0%	200	100.0%

성별 * 의료재이용 교차표

			의료재이용			전체
			이용하겠다	이용하지 않겠다	모르겠다	
성별	남자	빈도	52	11	32	95
		성별 중 %	54.7%	11.6%	33.7%	100.0%
		의료재이용 중 %	52.0%	50.0%	41.0%	47.5%
		전체 %	26.0%	5.5%	16.0%	47.5%

(계속)

여자	빈도	48	11	46	105
	성별 중 %	45.7%	10.5%	43.8%	100.0%
	의료재이용 중 %	48.0%	50.0%	59.0%	52.5%
	전체 %	24.0%	5.5%	23.0%	52.5%
전체	빈도	100	22	78	200
	성별 중 %	50.0%	11.0%	39.0%	100.0%
	의료재이용 중 %	100.0%	100.0%	100.0%	100.0%
	전체 %	50.0%	11.0%	39.0%	100.0%

카이제곱 검정

	값	자유도	점근 유의확률 (양측검정)
Pearson 카이제곱	2.178[a]	2	.337
우도비	2.186	2	.335
선형 대 선형결합	2.073	1	.150
유효 케이스 수	200		

a. 0셀(.0%)은(는) 5보다 작은 기대 빈도를 가지는 셀입니다. 최소 기대빈도는 10.45입니다.

⑥ 논문 표 작성 시에는 [표 7-1]의 성별 * 의료재이용 교차표에서 전체 빈도와 전체 %(백분율)을 이용하고 성별 중 %(백분율)을 이용한다. 이때 백분율은 횡으로 합해서 100%로가 되는 것을 이용하면 된다. 카이제곱 검정에서는 Pearson 카이제곱의 값, 자유도, 점근 유의확률(양측검정)을 이용한다.

2) 논문 표 작성 및 설명

'성별에 따른 의료 재이용'을 나타낸 [표 7-2]에서 '이용하겠다'가 50.0%로 가장 많았고, 다음으로 '모르겠다' 39.0%, '이용하지 않겠다' 11.0% 순이었으며, '성별'로는 '남자', '여자' 모두 '이용하겠다'가 각각 54.7%, 45.7%로 가장 많았으나 통계적인 유의한 차이는 없었다($p>0.05$).

▼ 표 7-2 성별에 따른 의료 재이용

단위: %(명)

일반적 특성	구분	의료 재이용			계 100.0(200)
		이용하겠다 50.0(100)	이용하지 않겠다 11.0(22)	모르겠다 39.0(78)	
성별	남자	54.7	11.6	33.7	100.0(95)
	여자	45.7	10.5	43.8	100.0(105)

χ^2=2.178, d=2, sig=0.337

PART 07

연습문제

01 다음은 흡연량이 교육 수준과 관련 있는지를 알아보고자 자료를 수집 · 분석한 결과이다. 독립성 검정을 하시오.

			흡연량			전체
			적음	보통	많음	
교육 수준	중졸	빈도	23	42	44	109
		기대빈도	34.5	39.2	35.2	109.0
		%	24.2%	38.9%	45.4%	36.3%
	고졸	빈도	31	41	25	97
		기대빈도	30.7	34.9	31.4	97.0
		%	32.6%	38.0%	25.8%	32.3%
	대졸	빈도	41	25	28	94
		기대빈도	29.8	33.8	30.4	94.0
		%	43.2%	23.1%	28.9%	31.3%
전체		빈도	95	108	97	300
		기대빈도	95.0	108.0	97.0	300.0
		%	100.0%	100.0%	100.0%	100.0%

카이제곱 검정

	값	자유도	유의확률 (양측검정)
pearson 카이제곱	15.302[a]	4	.004
우도비	15.481	4	.004
선형 대 선형결합	8.849	1	.003
유효 케이스 수	300		

02 다음은 교통사고 발생 시 차량 크기에 따라 사망 여부에 차이가 있는지를 조사한 결과표이다. 이 자료를 보고 귀무가설 및 대립가설을 세우고, 자료 분석 후 결과를 해석하시오.

		사고 차량 크기			계
		대	중	소	
사망 여부	사망	30	45	100	175
	생존	54	81	192	327
	계	84	126	292	502

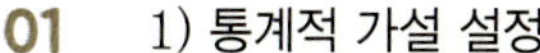

해답

01 1) 통계적 가설 설정

- 귀무가설(H_0): 교육 수준과 흡연량 간에는 관련성이 없다(독립적이다).
- 대립가설(H_1): 교육 수준과 흡연량 간에는 관련성이 있다(독립적이지 않다).

2) 검정 통계량 산출 및 해석

- 분석 결과, Pearson 카이제곱 검정 통계량 값이 15.302이고, 유의확률 P-값이 0.004로 유의수준(α)=0.05보다 작기 때문에, 귀무가설을 기각한다.
- 즉, 유의수준 5%하에서 흡연량은 교육 수준과 관련이 있다고 할 수 있다.

02 1) 귀무가설 및 대립가설

- 귀무가설(H_0): 사고 차량 크기와 사망 여부는 관련성이 없다(독립적이다).
- 대립가설(H_1): 사고 차량 크기와 사망 여부는 관련성이 있다(독립적이지 않다).

2) 자료 분석

			사고 차량 크기			전체
			대	중	소	
사망 여부	사망	빈도	30	45	100	175
		기대빈도	29.3	43.9	101.8	175.0
		%	35.7%	35.7%	34.2%	34.9%
	생존	빈도	54	81	192	327
		기대빈도	54.7	82.1	190.2	327.0
		%	64.3%	64.3%	65.8%	65.1%
전체		빈도	84	126	292	502
		기대빈도	84.0	126.0	292.0	502.0
		%	100.0%	100.0%	100.0%	100.0%

	값	자유도	유의확률 (양측검정)
pearson 카이제곱	.116[a]	2	.944
우도비	.116	2	.944
선형 대 선형결합	.096	1	.757
유효 케이스 수	502		

3) 해석

- 통계 분석 결과, Pearson 카이제곱 검정 통계량 값이 0.116이고, 유의확률 P-값이 0.994로 유의수준(α)=0.05보다 크기 때문에, 귀무가설을 채택한다.
- 즉, 유의수준 5%하에서 사고 차량 크기와 사망 여부 간에는 통계적으로 관련성이 있다고 할 수 있다.

메모

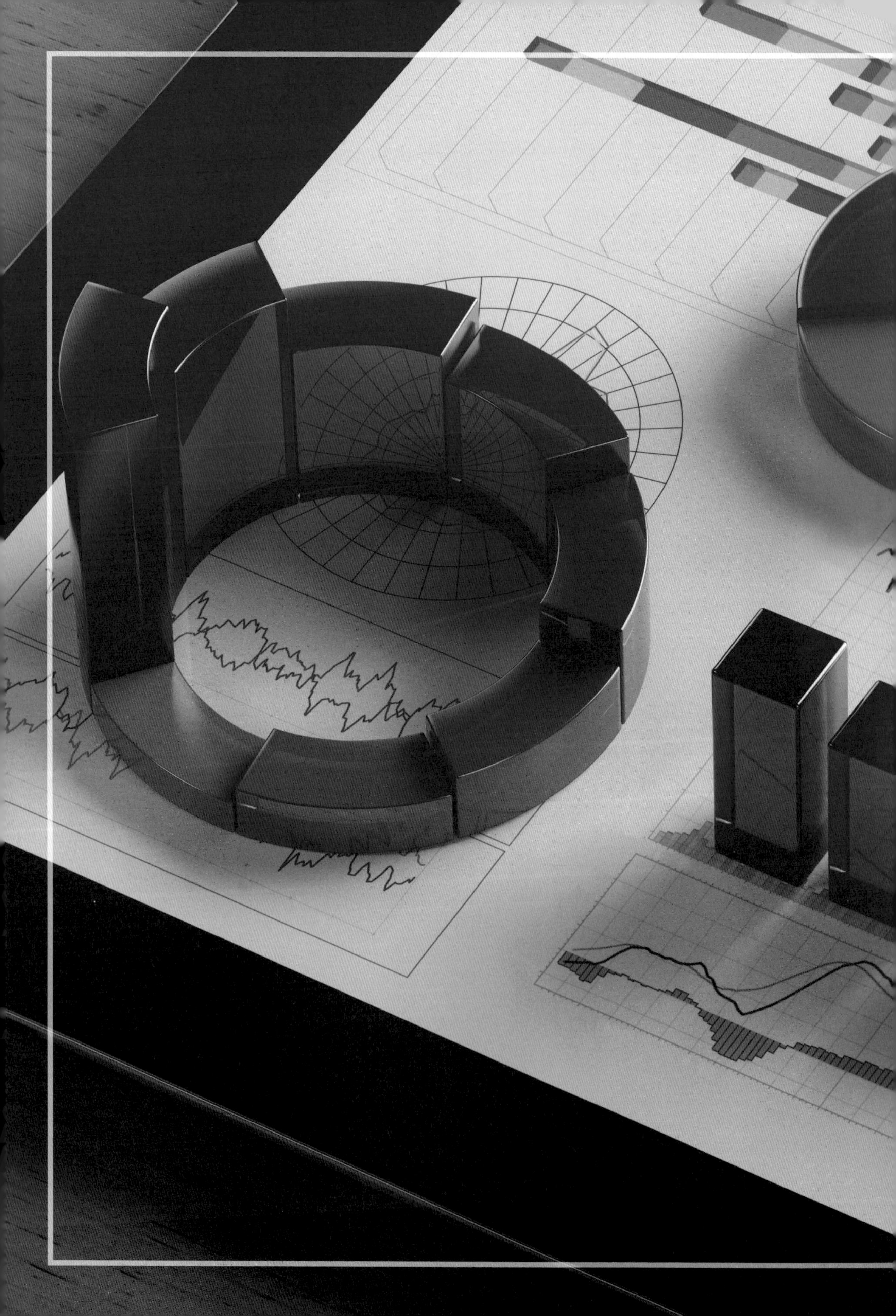

PART

08

분산분석

학습목표

1. 분산분석에 대하여 설명할 수 있다.
2. 일원 분산분석에 대하여 설명할 수 있다.
3. 이원 분산분석에 대하여 설명할 수 있다.
4. 공분산분석 및 다변량 분산분석에 대하여 설명할 수 있다.

1. 분산분석

독립적인 집단이 2개일 때 모평균에 차이가 있는지를 검정하기 위해 독립표본 T-검정을 사용한다. 그러나 학문 연구 차원에서 3개 이상의 집단 모평균의 차이를 비교해야 할 경우가 많다. 예를 들어, 식생활 습관에 따른('육식', '균형식', '채식'의 세 집단) 혈중 콜레스테롤의 차이를 연구하는 경우가 있다. 이러한 경우에는 분산분석(analysis of variance, ANOVA)을 사용한다.

분산분석은 3개 이상의 집단 간 평균 차이를 검정할 때 사용된다. 만일 2개의 집단을 비교하고자 할 때는 T-검정을 이용한다. 분산분석을 사용할 때 주의점은 독립변수들의 척도는 명목척도 또는 서열척도여야 하고, 종속변수는 등간척도 또는 비(율)척도여야 한다는 것이다. 분산분석의 기본적인 가정은 T-검정과 같다.

① 집단 사이에 독립성이 유지되어야 한다.

② 표본평균의 분포가 정규분포를 해야 한다.

③ 집단들은 같은 분산(분산의 동일성)을 가져야 한다.

2. 일원 분산분석

일원 분산분석(one-way ANOVA)은 1개의 독립변수와 1개의 종속변수가 있을 때 사용하는 분석 기법이다.

▼ 표 8-1 분산분석의 변수

구분	단변량 변수			다변량 변수
	일원 분산분석	이원 분산분석	공분산분석	다변량 분산분석
독립변수	1개	2개	독립변수 1개 외생변수 1개	1개 이상
종속변수	1개			2개 이상

1) SPSS를 이용한 일원 분산분석

SPSS 프로그램을 이용하여 '입원 기간에 따른 진료 만족도'에 차이가 있는지를 알아보기 위해 분산분석을 하는 과정은 다음과 같다.

> 분산분석(analysis of variance, ANOVA) 통계적 실험에서 3개 이상의 집단으로부터 자료를 관측하였을 때, 그 집단들의 평균이 동일한지 여부를 동시에 검정하는 경우 사용하는 통계적 분석 방법이다.

① 주 메뉴에서 분석(A) → 평균비교(M) → 일원배치 분산분석(O)의 순서대로 클릭을 하면 [그림 8-1]과 같이 분산분석 대화상자가 나타난다.

② [그림 8-1]에서 [그림 8-2]와 같이 분석할 변수 '진료만족도'를 선정한 후 [▶]를 클릭하여 오른쪽의 종속변수(E) 상자로 이동시킨다. 다음 변수 '입원기간구분'을 선정한 후 [▶]를 클릭하여 오른쪽의 요인(F) 상자로 이동시킨다. 여기서 요인의 변수가 '입원기간'이 아닌 '입원기간구분'인 것은 코딩변경을 통해 새로운 변수로 '입원기간'을 여러 개의 '입원기간' 집단으로 변경했기 때문이다.

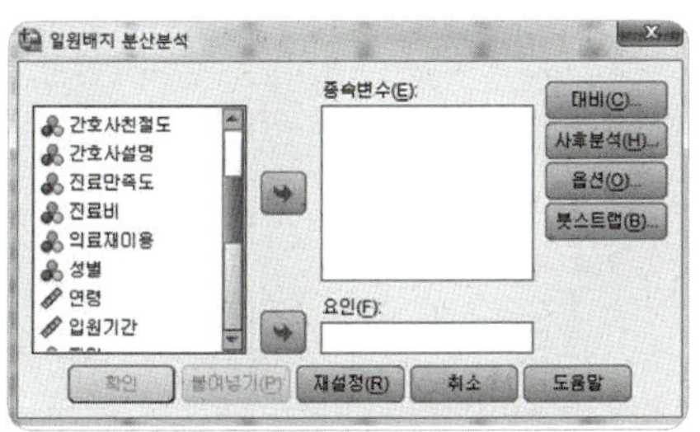

▲ 그림 8-1 일원 분산분석 대화상자

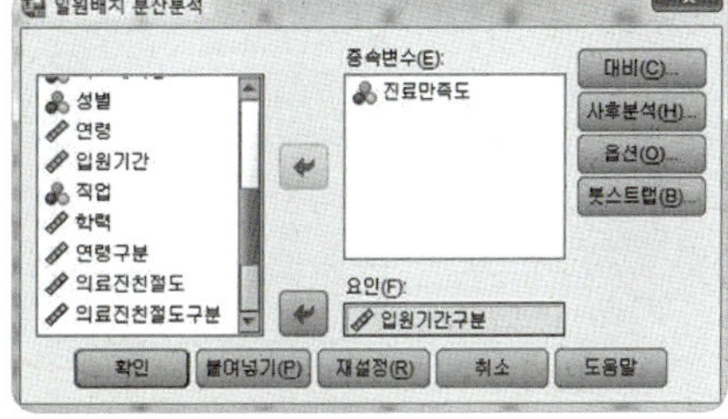

▲ 그림 8-2 분석 대상 변수의 선정

③ [그림 8-2]에서 사후분석(H)을 클릭하면 [그림 8-3]과 같이 사후분석 대화상자가 나타난다. 여기서 등분산을 가정함의 LSD를 선택하여 계속을 누른다. 사후 다중비교를 위한 방법으로 Scheffe와 Duncan 방법도 많이 사용된다.

④ [그림 8-2]에서 옵션(O)을 클릭하면 [그림 8-4]와 같이 옵션 대화상자가 나타난다. 여기서 통계량의 기술통계(D)를 선택하여 계속을 누른다.

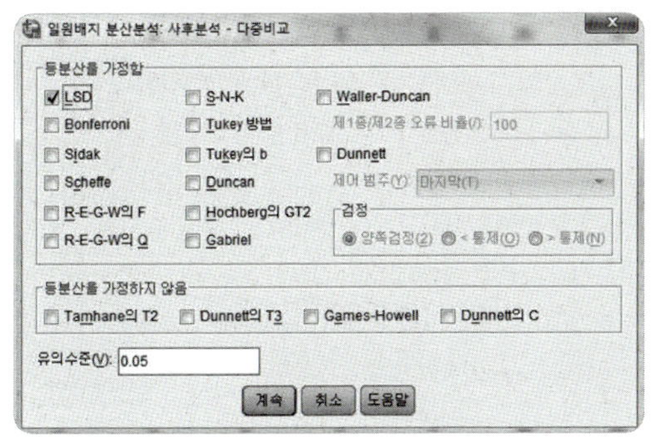

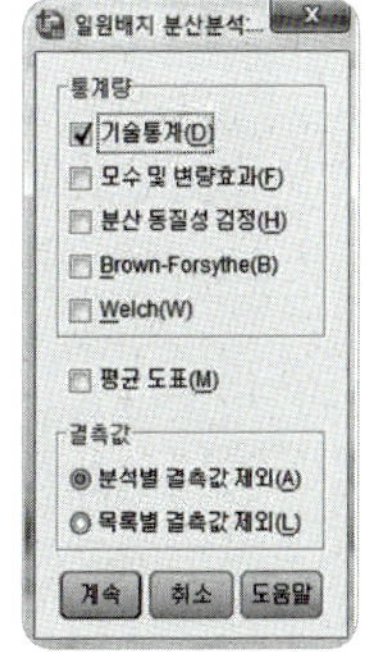

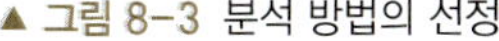

▲ 그림 8-3 분석 방법의 선정

▲ 그림 8-4 옵션 대화상자

⑤ [그림 8-2]에서 확인을 누르면 [표 8-2]와 같이 일원 분산분석의 결과가 나타난다.

▼ 표 8-2 일원 분산분석의 결과

기술통계

진료만족도

	N	평균	표준편차	표준오차	평균에 대한 95% 신뢰구간		최소값	최대값
					하한값	상한값		
10일미만	48	3.56	.712	.113	3.36	3.77	2	5
10-19일	49	3.61	.731	.104	3.40	3.82	2	5
20-29일	38	3.42	.793	.129	3.16	3.68	1	5
30일이상	65	3.31	.809	.100	3.11	3.51	1	5
합계	200	3.47	.769	.054	3.36	3.57	1	5

분산분석

진료만족도

	제곱합	자유도	평균제곱	F	유의확률
집단-간	3.201	3	1.067	1.825	.144
집단-내	114.554	196	.584		
합계	117.755	199			

사후검정

다중비교

종속변수: 진료만족도
LSD

(I)입원기간구분	(J)입원기간구분	평균차 (I-J)	표준오차	유의확률	95% 신뢰구간	
					하한값	상한값
10일미만	10-19일	-.050	.155	.749	-.36	.26
	20-29일	.141	.166	.395	-.19	.47
	30일이상	.255	.145	.081	-.03	.54
10-19일	10-19일	.050	.155	.749	-.26	.36
	20-29일	.191	.165	.249	-.13	.52
	30일이상	.305*	.145	.037	.02	.59
20-29일	10일미만	-.141	.166	.395	-.47	.19
	10-19일	-.191	.165	.249	-.52	.13
	30일이상	.113	.156	.469	-.19	.42
30일이상	10일미만	-.255	.145	.081	-.54	.03
	10-19일	-.305*	.145	.037	-.59	-.02
	20-29일	-.113	.156	.469	-.42	.19

*. .05 수준에서 평균차가 큽니다.

⑥ 논문 표 작성 시에는 [표 8-2]의 기술통계에서 평균과 표준편차를 이용하고 분산분석에서는 F와 유의확률을 이용한다. 사후검정에서는 평균차(I-J)에서 '*' 표시가 있는 것을 이용한다.

2) 논문 표 작성 및 설명

'입원 기간에 따른 진료 만족도'를 나타낸 [표 8-3]에서 '10~19일'이 3.61점으로 가장 높았고, 다음으로 '10일 미만' 3.56점, '20~29일' 3.42점, '30일 이상' 3.31점 순으로 나타났으나 통계적인 유의한 차이는 없었다(p>0.05). 그러나 사후검정에 의한 그룹 간의 차이를 알아본 결과 '입원 기간' 중 '10~19일'과 '30일 이상' 간에는 '진료 만족도'에 차이가 있었다(B : D).

▼ 표 8-3 입원 기간에 따른 진료 만족도

일반적 특성	구분	진료 만족도 M±SD	F	sig	Post-hoc
입원 기간	10일 미만A)	3.56±0.71	1.83	0.144	B:D
	10~19일B)	3.61±0.3			
	20~29일C)	3.42±0.79			
	30일 이상D)	3.31±0.81			

M: 평균, SD: 표준편차

3. 이원 분산분석

이원 분산분석(two-way ANOVA)은 독립변수의 수가 2개이고 종속변수가 1개일 때, 집단 간 차이가 유의한지 검증하고자 하는 통계 기법으로 독립변수의 범주는 명목척도이어야 하고, 종속변수는 등간척도나 비(율)척도이어야 한다.

이 분석은 독립변수와 종속변수 간의 상호작용 효과(inter-action effect)를 검증할 수 있다는 데서 분산분석과는 다르다.

1) SPSS를 이용한 이원 분산분석

SPSS 프로그램을 이용하여 '성별과 의료진 친절도에 따른 진료 만족도'에 대해 알아보기 위해 이원 분산분석을 하는 과정은 다음과 같다.

① 주 메뉴에서 분석(A) → 일반선형모형(G) → 일변량(U)의 순서대로 클릭을 하면 [그림 8-5]와 같이 이원 분산분석 대화상자가 나타난다.

② [그림 8-5]에서 [그림 8-6]과 같이 분석할 변수 '진료만족도'를 선정한 후 [▶]를 클릭하여 오른쪽의 종속변수(D)로 이동시킨다. 다음 변수 '성별', '의료진친절도구분'을 선정한 후 [▶]를 클릭하여 오른쪽의 모수요인(F) 상자로 이동시킨다. 여기서 모수요인의 변수가 '의료진친절도'가 아닌 '의료진친절도구분'인 것은 코딩변경을 통해 새로운 변수로 '의료진친절도'를 낮은 집단과 높은 집단으로 변경했기 때문이다.

③ [그림 8-6]에서 옵션(O)을 클릭하면 [그림 8-7]과 같이 옵션 대화상자가 나타난다. 표시에서 기술통계량(D)을 선정한 후 계속을 누른다.

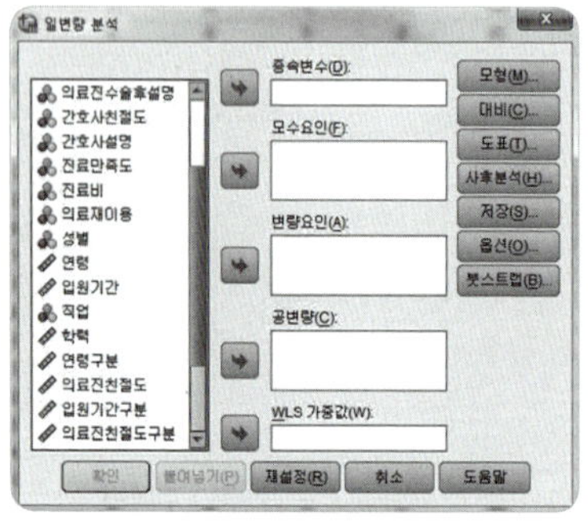

▲ 그림 8-5 이원 분산분석 대화상자

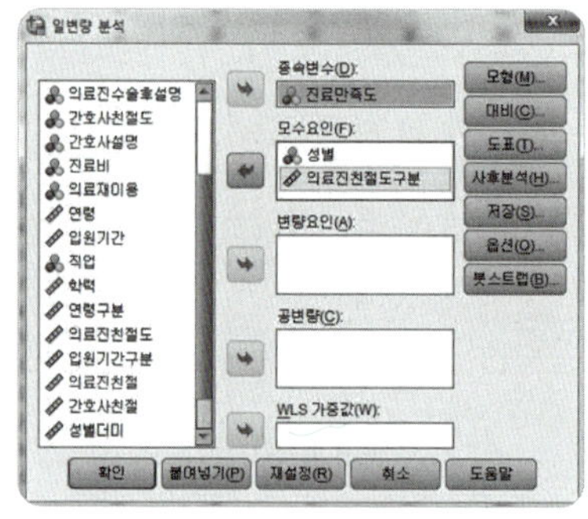

▲ 그림 8-6 분석 대상 변수의 선정

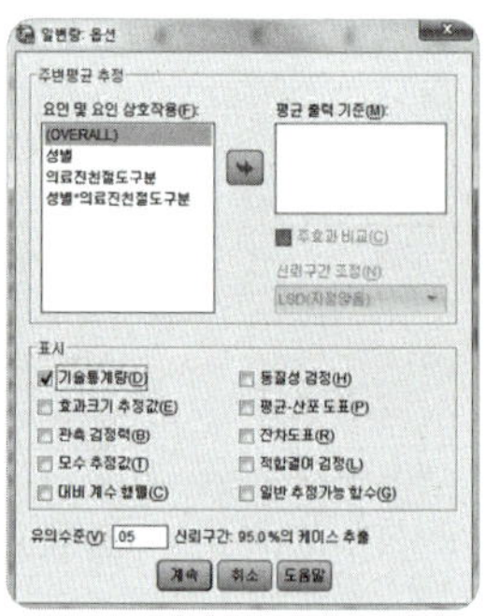

▲ 그림 8-7 옵션 대화상자

④ [그림 8-6]에서 확인을 누르면 [표 8-4]와 같이 이원 분산분석의 결과가 나타난다.

▼ 표 8-4 이원 분산분석의 결과

개체-간 요인

		변수값 설명	N
성별	1	남자	95
	2	여자	105
의료진친절도구분	1	낮은 집단	95
	2	높은 집단	105

기술통계량

종속변수: 진료만족도

성별	의료진친절도구분	평균	표준편차	N
남자	낮은 집단	3.03	.592	38
	높은 집단	3.91	.576	57
	합계	3.56	.725	95
여자	낮은 집단	3.05	.742	57
	높은 집단	3.77	.692	48
	합계	3.38	.801	105
합계	낮은 집단	3.04	.683	95
	높은 집단	3.85	.632	105
	합계	3.47	.769	200

개체-간 효과 검정

종속변수: 진료만족도

소스	제III유형 제곱합	자유도	평균제곱	F	유의확률
수정 모형	32.899[a]	3	10.966	25.330	.000
절편	2303.035	1	2303.035	5319.517	.000
성별	.161	1	.161	.372	.542
의료진친절도구분	31.292	1	31.292	72.278	.000
성별 * 의료진친절도구분	.342	1	.342	.790	.375
오차	84.856	196	.433		
합계	2519.000	200			
수정 합계	117.755	199			

a. R 제곱 = .279 (수정된 R 제곱 = .268)

⑤ 논문 표 작성 시에는 [표 8-4]의 기술통계량과 개체-간 효과 검정을 이용하면 된다.

2) 논문 표 작성 및 설명

'성별과 의료진 친절도에 따른 진료 만족도'의 이원 분산분석 결과를 나타낸 [표 8-5]에서 '남자'는 '의료진 친절도'가 높은 집단(3.91점)이 낮은 집단(3.03점)보다 '진료 만족도'가 높았고, '여자'는 '의료진 친절도'가 높은 집단(3.77점)이 낮은 집단(3.05점)보다 '진료 만족도'가 높았다. 개체-간 효과 검정 결과 '성별'에 따른 '진료 만족도'의 차이는 없었지만, '의료진 친절도'에 따른 '진료 만족도'에는 차이가 있었다($p < 0.05$). 그리고 '성별'과 '의료진 친절도'에 따른 '진료 만족도'의 상호작용 효과는 없는 것을 알 수 있다.

▼ 표 8-5 성별과 의료진 친절도에 따른 진료 만족도

성별	의료진 친절도	평균	표준편차	N
남자	낮은 집단	3.03	0.59	38
	높은 집단	3.91	0.58	57
	합계	3.56	0.73	95
여자	낮은 집단	3.05	0.74	57
	높은 집단	3.77	0.69	48
	합계	3.38	0.80	105
합계	낮은 집단	3.04	0.68	95
	높은 집단	3.85	0.63	105
	합계	3.47	0.77	200

구분	제III유형 제곱합	자유도	평균제곱	F	sig
수정 모형	32.899[a]	3	10.966	25.330	.000
성별	.161	1	.161	.372	.542
의료진 친절도	31.292	1	31.292	72.278	.000
성별 * 의료진 친절도	.342	1	.342	.790	.375
오차	84.856	196	.433		
합계	2519.000	200			

a. R 제곱 = .279 (수정된 R 제곱 = .268)

4. 공분산분석

독립변수가 종속변수에 미치는 영향을 파악하기 위해서는 직접 통제하기 어려운 외생변수를 통제한 후 연구를 실시하여야 한다. 즉, 외생변수가 종속변수와의 상관성이 높을수록 분산분석 대신에 공분산분석(ANCOVA)을 실시하여야 순수한 처치 효과를 규명할 수 있다.

예를 들어, 3개의 병원 종류에 따라 진료 만족도가 달라지는지를 조사하는 데 있어서 환자들이 병원에 대해 갖고 있는 사전 인지도가 진료 만족도에 영향을 미칠 것으로 판단됨에 따라 '병원 종류'를 독립변수로, '진료 만족도'를 종속변수로, 그리고 '사전 인지도'를 공변량으로 설정하여 공분산분석을 실시할 수 있다.

▼ 표 8-6 병원 종류별 사전 인지도와 진료 만족도

병원 종류	사전 인지도	진료 만족도	병원 종류	사전 인지도	진료 만족도	병원 종류	사전 인지도	진료 만족도
1	5	5	2	2	2	3	2	3
1	3	4	2	1	2	3	3	3
1	3	3	2	1	1	3	2	2
1	4	4	2	2	2	3	2	3
1	3	3	2	1	2	3	4	4

1) SPSS를 이용한 공분산분석

SPSS 프로그램을 이용하여 공분산분석을 하기 전에 '병원 종류'에 따른 '진료 만족도'에 차이가 있는지를 알아보기 위해 우선 '병원 종류'를 요인으로 하고 '진료 만족도'를 종속변수로 하는 일원 분산분석을 실시하였다. [표 8-7]과 같이 일원 분산분석 결과 '병원 종류'에 따라 '진료 만족도'에 차이가 있는 것을 알 수 있다(F-value = 10.857, p = 0.002).

▼ 표 8-7 일원 분산분석의 결과

기술통계

진료만족도

	N	평균	표준편차	표준오차	평균에 대한 95% 신뢰구간		최소값	최대값
					하한값	상한값		
1	5	3.80	.837	.374	2.76	4.84	3	5
2	5	1.80	.447	.200	1.24	2.36	1	1
3	5	3.00	.707	.316	2.12	3.88	2	4
합계	15	2.87	1.060	.274	2.28	3.45	1	5

분산분석

진료만족도

	제곱합	자유도	평균제곱	F	유의확률
집단-간	10.133	2	5.067	10.857	.002
집단-내	5.600	12	.467		
합계	15.733	14			

그런데, 앞에서 설명했듯이 '병원 종류'에 따라 '진료 만족도'가 달라지는 데 있어서 병원에 대한 '사전 인지도'가 영향을 미칠 것으로 판단된다. 특히 이 경우 '사전 인지도'와 '진료 만족도' 간의 상관관계가 높을수록 공분산분석을 통해 처치변수의 순수한 효과를 조사하는 것이 필요하다.

참고적으로 '사전 인지도'와 '진료 만족도' 간의 Pearson 상관관계 계수는 0.912(p = 0.000)로 나타나 '사전 인지도'와 '진료 만족도' 간에는 매우 유의한 정(+)의 상관관계가 있는 것을 알 수 있다.

따라서 공분산분석을 실시해 순수한 처치 효과를 규명해야 하는데, '사전 인지도'를 공변량으로 지정하여 공분산분석을 하는 과정은 다음과 같다.

① 주 메뉴에서 분석(A) → 일반선형모형(G) → 일변량(U)의 순서대로 클릭을 하면 [그림 8-8]과 같이 공분산분석 대화상자가 나타난다.

② [그림 8-8]에서 [그림 8-9]와 같이 분석할 변수 '진료만족도'를 선정한 후 [▶]를 클릭하여 오른쪽의 종속변수(D)로 이동시킨다. 다음 변수 '병원종류'를 선정한 후 [▶]를 클릭하여 오른쪽의 모수요인(F) 상자로 이동시킨다. 마지막 변수 '사전인지도'를 선정한 후 [▶]를 클릭하여 오른쪽의 공변량(C) 상자로 이동시킨다.

③ [그림 8-9]에서 옵션(O)을 클릭하면 [그림 8-10]과 같이 옵션 대화상자가 나타난다. 표시에서 기술통계량(D)을 선정한 후 계속을 누른다.

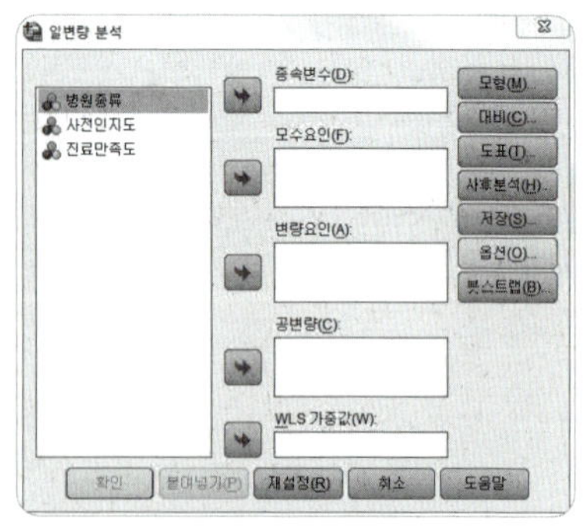

▲ 그림 8-8 공분산분석 대화상자

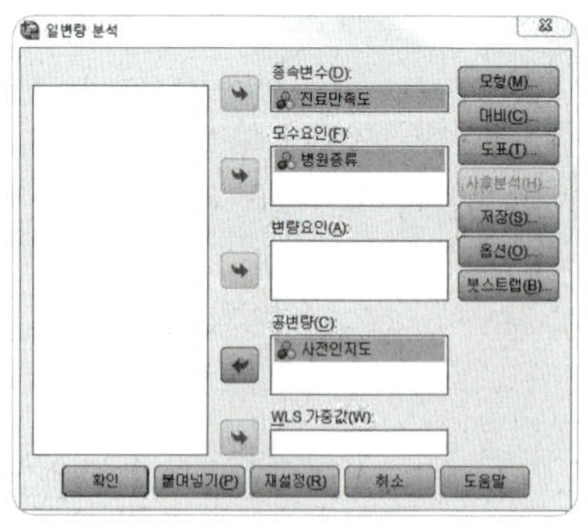

▲ 그림 8-9 분석 대상 변수의 선정

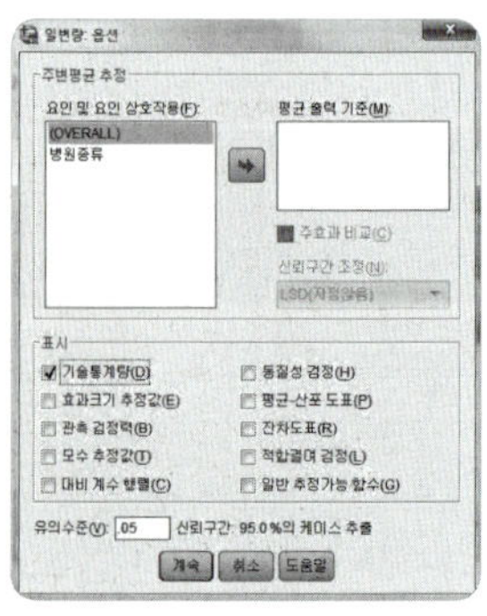

▲ 그림 8-10 옵션 대화상자

④ [그림 8-9]에서 확인을 누르면 [표 8-8]과 같이 공분산분석의 결과가 나타난다.

▼ 표 8-8 공분산분석의 결과

개체-간 요인

		변수값 설명	N
병원종류	1	A병원	5
	2	B병원	5
	3	C병원	5

기술통계량

종속변수: 진료만족도

병원종류	평균	표준편차	N
A병원	3.80	.837	5
B병원	1.80	.447	5
C병원	3.00	.707	5
합계	2.87	1.060	15

개체-간 효과 검정

종속변수: 진료만족도

소스	제III유형 제곱합	자유도	평균제곱	F	유의확률
수정 모형	13.423[a]	3	4.474	21.301	.000
절편	1.580	1	1.580	7.524	.019
사전인지도	3.289	1	3.289	15.661	.002
병원종류	.342	2	.171	.813	.469
오차	2.311	11	.210		
합계	139.000	15			
수정 합계	15.733	14			

a. R 제곱 = .853 (수정된 R 제곱 = .813)

⑤ 논문 표 작성 시에는 [표 8-8]의 기술통계량과 개체-간 효과 검정을 이용하면 된다.

2) 논문 표 작성 및 설명

'병원 종류에 따른 진료 만족도'를 나타낸 [표 8-9]에서 'A병원' 3.80점, 'C병원' 3.00점, 'B병원' 1.80점 순으로 '진료 만족도'가 높았으나 통계적인 유의한 차이는 없었다. 이는 공분산분석 결과 '진료 만족도' 차이는 '병원 종류'의 차이라기보다는 주로 '사전 인지도'의 차이에 기인하는 것으로 말할 수 있다.

▼ 표 8-9 병원 종류에 따른 진료 만족도

병원 종류	평균	표준편차	N
A병원	3.80	0.84	5
B병원	1.80	0.45	5
C병원	3.00	0.71	5
합계	2.87	1.06	15

구분	제III유형 제곱합	자유도	평균제곱	F	sig
수정 모형	13.423[a]	3	4.474	21.301	.000
사전 인지도	3.289	1	3.289	15.661	.002
병원 종류	.342	2	.171	.813	.469
오차	2.311	11	.210		
합계	139.000	15			

a. R 제곱 = .853 (수정된 R 제곱 = .813)

5. 다변량 분산분석

다변량 분산분석(multivariate analysis of variance, MANOVA)은 종속변수의 수가 2개 이상일 때 종속변수의 평균의 차이를 검증하거나 독립변수에 따른 종속변수의 종합된 값의 차이를 검증할 때 이용되는 분산분석 방법으로, 일원 분산분석을 확장한 개념이라고 할 수 있다. 독립변수의 수에 따라 독립변수가 1개일 경우 일원 다변량 분산분석, 독립변수가 2개 이상일 경우 다원 다변량 분산분석을 이용한다.

예를 들어, 학력에 따라 급여 수준과 소비의 차이가 있는가를 조사하고자 한다면 '급여 수준'과 '소비' 변수가 종속변수이고 '학력' 변수가 독립변수인 일원 다변량 분산분석을 이용한다. 다변량 분산분석을 수행하기 위해서는 종속변수들 간의 유의미한 상관관계가 존재하여야 하며 종속변수들이 동일한 분산-공분산 행렬로 다변량 정규분포를 이루어야 한다.

여러 개의 종속변수를 평가하려면 일원 분산분석의 경우 여러 번 분석하여야 하지만 다변량 분산분석의 경우 단 한 번만 분석을 하므로 종속변수의 조합에 대한 효과를 동시에 검증을 할 수 있다. 따라서 다변량 분산분석으로 분석을 하게 되면 제1종 오류의 확률을 줄일 수 있다.

1) SPSS를 이용한 다변량 분산분석

SPSS 프로그램을 이용하여 '연령에 따른 의료진 친절도(의료진 친절, 간호사 친절)'에 차이가 있는지를 알아보기 위해 우선 종속변수들 간에 유의한 상관관계가 존재하는지를 알아본다. [표 8-10]과 같이 상관관계 분석 결과 2개의 종속변수들('의료진 친절', '간호사 친절') 간에 유의한 정(+)의 상관관계가 있는 것으로 나타났다(r = 0.612, p = 0.000).

▼ 표 8-10 상관관계 분석의 결과

상관계수

		의료진친절	간호사친절
의료진친절	Pearson 상관계수	1	.612**
	유의확률 (양쪽)		.000
	N	200	200
간호사친절	Pearson 상관계수	.612**	1
	유의확률 (양쪽)	.000	
	N	200	200

**. 상관계수는 0.01 수준(양쪽)에서 유의합니다.

따라서 다변량 분산분석이 필요하다. 다변량 분산분석을 하는 과정은 다음과 같다.

① 주 메뉴에서 분석(A) → 일반선형모형(G) → 다변량(M)의 순서대로 클릭을 하면 [그림 8-11]과 같이 다변량 분산분석 대화상자가 나타난다.

② [그림 8-11]에서 [그림 8-12]와 같이 분석할 변수인 '의료진친절', '간호사친절'을 선정한 후 [▶]를 클릭하여 오른쪽의 종속변수(D)로 이동시킨다. 다음 변수 '연령구분'을 선정한 후 [▶]를 클릭하여 오른쪽의 모수요인(F) 상자로 이동시킨다. 여기서 종속변수인 '의료진친절'과 '간호사친절'은 코딩변경을 통한 새로운 변수로, '의료진의견존중', '의료진수술전설명', '의료진수술후설명'을 평균 합을 해서 '의료진친절'로, '간호사친절도', '간호사설명'을 평균 합을 해서 '간호사친절'로 변경하였다.

③ [그림 8-12]에서 옵션(O)을 클릭하면 [그림 8-13]과 같이 옵션 대화상자가 나타난다. 표시에서 기술통계량(D)을 선정한 후 계속을 누른다.

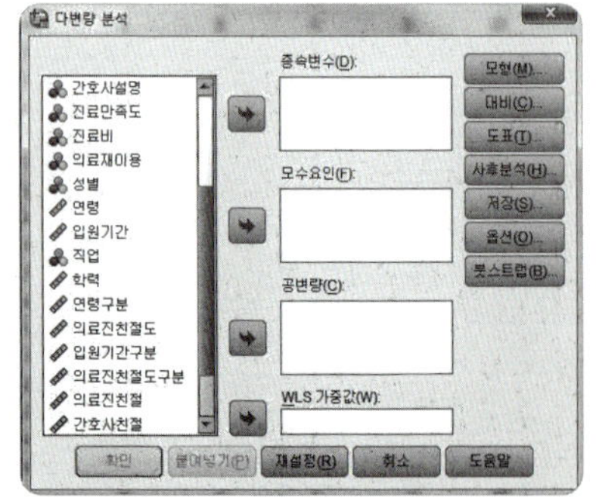

▲ 그림 8-11 다변량 분산분석 대화상자

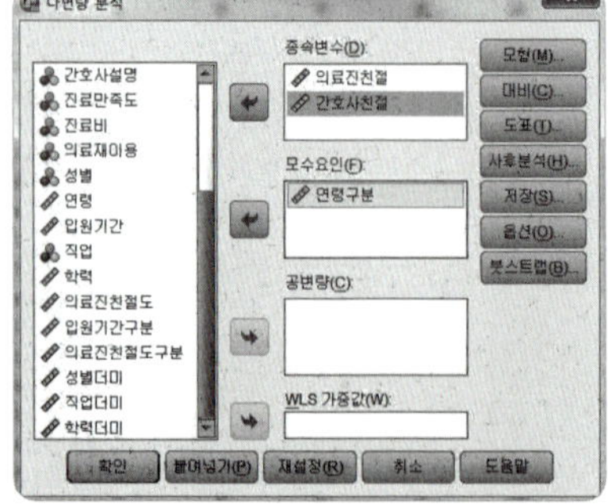

▲ 그림 8-12 분석 대상 변수의 선정

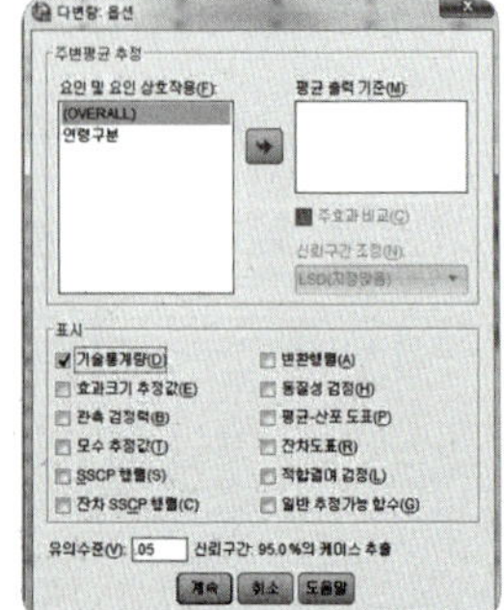

▲ 그림 8-13 옵션 대화상자

④ [그림 8-12]에서 확인을 누르면 [표 8-11]과 같이 다변량 분산분석의 결과가 나타난다.

▼ 표 8-11 다변량 분산분석의 결과

개체-간 요인

		변수값 설명	N
연령구분	1	40세미만	36
	2	40-49세	28
	3	50-59세	57
	4	60세이상	79

기술통계량

	연령구분	평균	표준편차	N
의료진친절	40세미만	3.4630	.78185	36
	40-49세	3.4286	.73062	28
	50-59세	3.6608	.78044	57
	60세이상	3.6624	.70508	79
	합계	3.5933	.74585	200
간호사친절	40세미만	3.5000	1.02817	36
	40-49세	3.3571	.91142	28
	50-59세	3.4561	.96492	57
	60세이상	3.3797	.99103	79
	합계	3.4200	.97383	200

다변량 검정[c]

효과		값	F	가설 자유도	오차 자유도	유의확률
절편	Pillai의 트레이스	.953	1974.052[a]	2.000	195.000	.000
	Wilks의 람다	.047	1974.052[a]	2.000	195.000	.000
	Hotelling의 트레이스	20.247	1974.052[a]	2.000	195.000	.000
	Roy의 최대근	20.247	1974.052[a]	2.000	195.000	.000
연령구분	Pillai의 트레이스	.036	1.194	6.000	392.000	.309
	Wilks의 람다	.964	1.196[a]	6.000	390.000	.308
	Hotelling의 트레이스	.037	1.198	6.000	388.000	.306
	Roy의 최대근	.035	2.261[b]	6.000	196.000	.083

a. 정확한 통계량
b. 해당 유의수준에서 하한값을 발생하는 통계량은 F에서 상한값입니다.
c. 계획: Intercept + 연령구분

개체-간 효과 검정

종속변수: 진료만족도

소스	종속변수	제III유형 제곱합	자유도	평균제곱	F	유의확률
수정 모형	의료진친절	2.009[a]	3	.670	1.208	.308
	간호사친절	.543[b]	3	.181	.189	.904
절편	의료진친절	2156.597	1	2156.597	3888.861	.000
	간호사친절	2001.182	1	2001.182	2084.382	.000
연령구분	의료진친절	2.009	3	.670	1.208	.308
	간호사친절	.543	3	.181	.189	.904
오차	의료진친절	108.693	196	.555		
	간호사친절	188.177	196	.960		
합계	의료진친절	2693.111	200			
	간호사친절	2528.000	200			
수정 합계	의료진친절	110.702	199			
	간호사친절	188.720	199			

a. R 제곱 = .018 (수정된 R 제곱 = .003)
b. R 제곱 = .003 (수정된 R 제곱 = -.012)

⑤ 논문 표 작성 시에는 [표 8-11]의 기술통계량과 개체-간 효과 검정을 이용하면 된다. 필요시 그룹 간의 차이를 알아보기 위해 사후검정을 할 수 있다.

2) 논문 표 작성 및 설명

'연령에 따른 의료진 친절도(의료진 친절, 간호사 친절)'를 나타낸 [표 8-12]에서 '의료진 친절'은 '50~59세'와 '60세 이상'이 3.66점으로 가장 높았고 '간호사 친절'은 '40세 미만'이 3.50점으로 가장 높았으나 '연령'에 따라 통계적인 유의한 차이가 없었다.

▼ 표 8-12 연령에 따른 의료진 친절도(의료진 친절, 간호사 친절)

	연령	평균	표준편차	N
의료진 친절	40세 미만	3.46	0.78	36
	40~49세	3.43	0.73	28
	50~59세	3.66	0.78	57
	60세 이상	3.66	0.71	79
	합계	3.59	0.75	200
간호사 친절	40세 미만	3.50	1.03	36
	40~49세	3.36	0.91	28
	50~59세	3.46	0.96	57
	60세 이상	3.38	0.99	79
	합계	3.42	0.97	200

구분	종속변수	제III유형 제곱합	자유도	평균제곱	F	유의확률
수정 모형	의료진 친절	2.009[a]	3	.670	1.208	.308
	간호사 친절	.543[b]	3	.181	.189	.904
연령	의료진 친절	2.009	3	.670	1.208	.308
	간호사 친절	.543	3	.181	.189	.904
오차	의료진 친절	108.693	196	.555		
	간호사 친절	188.177	196	.960		
합계	의료진 친절	2693.111	200			
	간호사 친절	2528.000	200			

a. R 제곱 = .018 (수정된 R 제곱 = .003)
b. R 제곱 = .003 (수정된 R 제곱 = -.012)

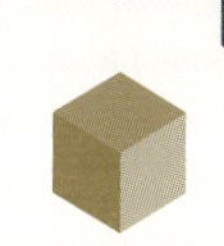
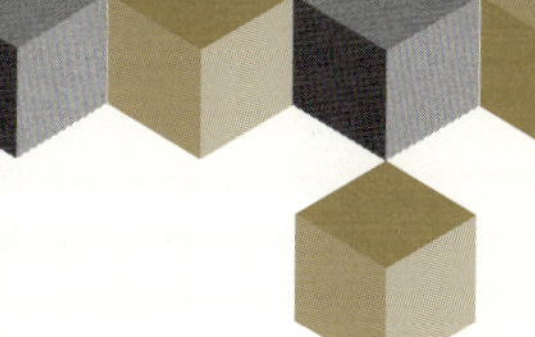

PART 08

연습문제

01 다음은 3개 회사에 근무하는 직원들의 직무 만족도를 근무년수에 따라 조사한 결과이다. 세 그룹 간의 차이를 비교하시오(단, 유의수준은 0.05).

단위: 점

근무년수	회사 구분		
	갑	을	병
10년 미만	7 6 7 6 8	5 3 4 3 5	7 6 3 5 6
10~20년 미만	9 6 7 6 7	5 5 7 6 5	5 6 7 8 6
20년 이상	7 6 5 7 5	7 6 6 8 5	7 7 8 8 7

02 다음은 식생활 습관에 따라 채식, 균형식, 육식의 세 그룹으로 구분하여 총 30명의 혈중 콜레스테롤을 측정한 자료이다. 세 그룹의 혈중 콜레스테롤은 차이가 있는가?(단, 유의수준은 0.05)

단위: mg/dℓ

채식		균형식		육식	
141	136	202	213	206	241
189	186	256	237	210	258
173	177	183	249	226	270
198	124	194	220	250	293
204	136	184	271	255	328

해답

01 1) 분석 결과

기술통계량

종속변수: 만족도

근무년수	회사	평균	표준편차	N
10년미만	갑	6.80	.837	5
	을	4.00	1.000	5
	병	5.40	1.517	5
	합계	5.40	1.595	15
10-20년미만	갑	7.00	1.225	5
	을	5.60	.894	5
	병	6.40	1.140	5
	합계	6.33	1.175	15
20년이상	갑	6.00	1.000	5
	을	6.40	1.140	5
	병	7.40	.548	5
	합계	6.60	1.056	15
합계	갑	6.60	1.056	15
	을	5.33	1.397	15
	병	6.40	1.352	15
	합계	6.11	1.369	45

분산분석

개체-간 효과 검정

종속변수: 만족도

소스	제III유형 제곱합	자유도	평균제곱	F	유의확률
수정 모형	25.822(a)	4	6.456	4.560	.004
절편	1680.556	1	1680.556	1187.206	.000
근무년수	11.911	2	5.956	4.207	.022
회사	13.911	2	6.956	4.914	.012
오차	56.622	40	1.416		
합계	1763.000	45			
수정 합계	82.444	44			

a. R 제곱 = .313 (수정된 R 제곱 = .245)

- 근무년수에 따른 직무 만족도는 통계적으로 유의한 차이가 있다(p=0.022).
- 회사에 따른 직무 만족도는 통계적으로 유의한 차이가 있다(p=0.012).

2) 해석

- 근무년수 및 회사 구분에 따른 직무 만족도 차이를 분석하기 위하여 일반선형모형 일변량 분산분석을 실시하였다.
- 귀무가설(H_0: 근무년수에 따른 직무 만족도에는 차이가 없다.)에 대하여 통계 분석한 결과 유의확률 P-값은 0.022로 나타나서 통계적 유의수준 0.05보다 작으므로 귀무가설이 기각된다. 또한 귀무가설(H_0: 회사에 따른 직무 만족도에는 차이가 없다.)에 대하여 통계 분석한 결과 유의확률 P-값은 0.012여서 역시 유의수준 0.05보다 작으므로 귀무가설이 기각된다.
- 따라서 근무년수와 회사에 따른 직무 만족도는 각각 차이를 보였다.

02 1) 분석 결과

기술통계량

혈중 콜레스테롤

	N	평균	표준편차	표준오차	평균에 대한 95% 신뢰구간		최소값	최대값
					하한값	상한값		
채식	10	166.40	29.353	9.282	145.40	187.40	124	204
균형식	10	220.90	31.150	9.850	198.62	243.18	183	271
육식	10	253.70	37.235	11.775	227.06	280.34	206	328
합계	30	213.67	48.372	8.832	195.60	231.73	124	328

분산분석

혈중 콜레스테롤

	제곱합	자유도	평균제곱	F	유의확률
집단-간	38891.267	2	19445.633	18.126	.000
집단-내	28965.400	27	1072.793		
합계	67856.667	29			

혈중 콜레스테롤

	식습관	N	유의수준 = .05에 대한 부집단 1	2
Tukey HSD(a)	채식	10	166.40	
	균형식	10		220.90
	육식	10		253.70
	유의확률		1.000	.083
Scheffe(a)	채식	10	166.40	
	균형식	10		220.90
	육식	10		253.70
	유의확률		1.000	.100

동일 집단군에 있는 집단에 대한 평균이 표시됩니다.
a 조화평균 표본 크기=10.000을 사용

2) 해석

- 분산분석 결과 유의확률 P-값=0.000으로 유의수준 0.05보다 작으므로 귀무 가설(H_0: 식습관에 따른 혈중 콜레스테롤의 값의 차이가 없다.)을 기각한다.
- 따라서 식생활 습관에 따른 혈중 콜레스테롤 값의 차이가 나타난다고 결론을 내린다.

메모

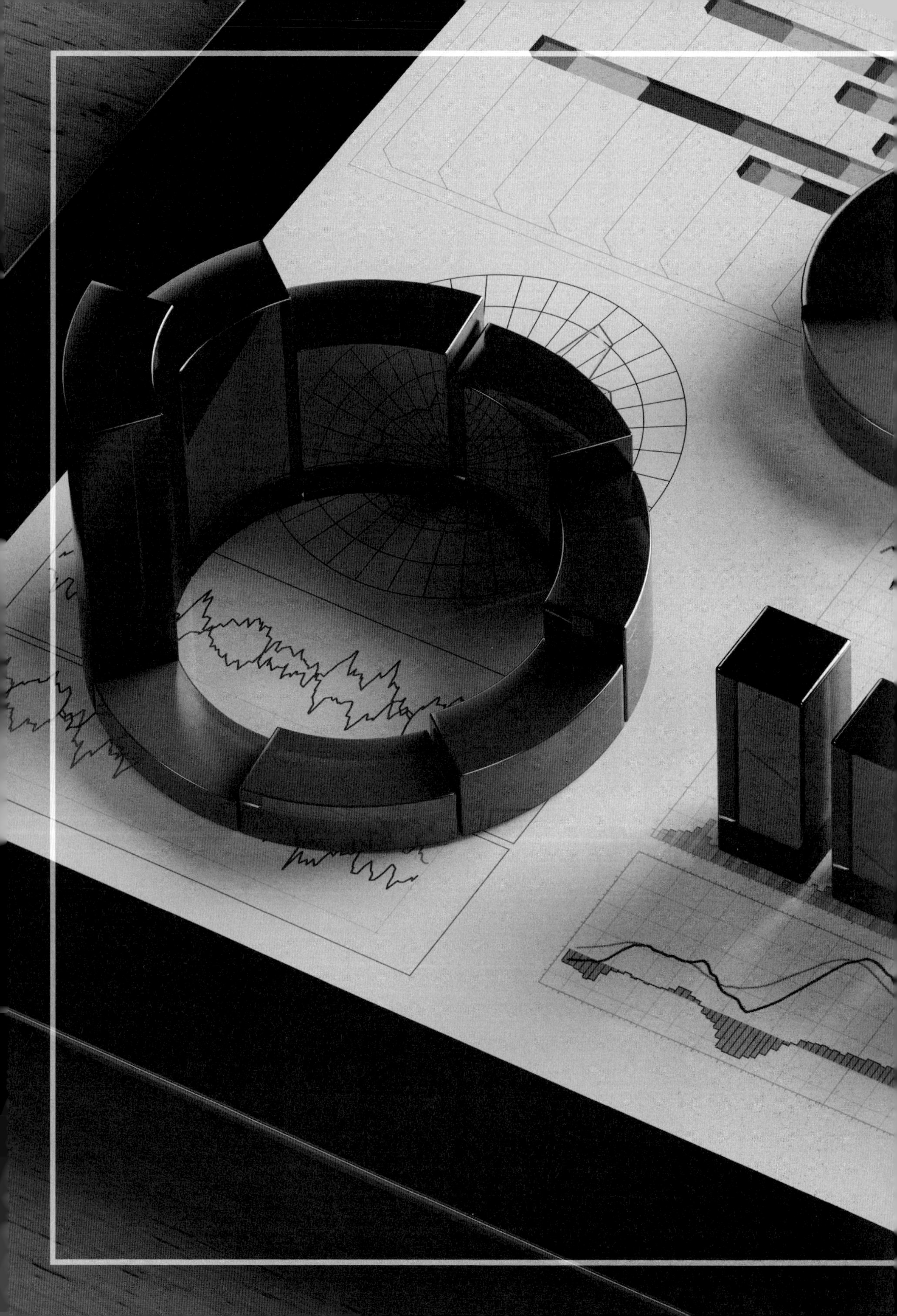

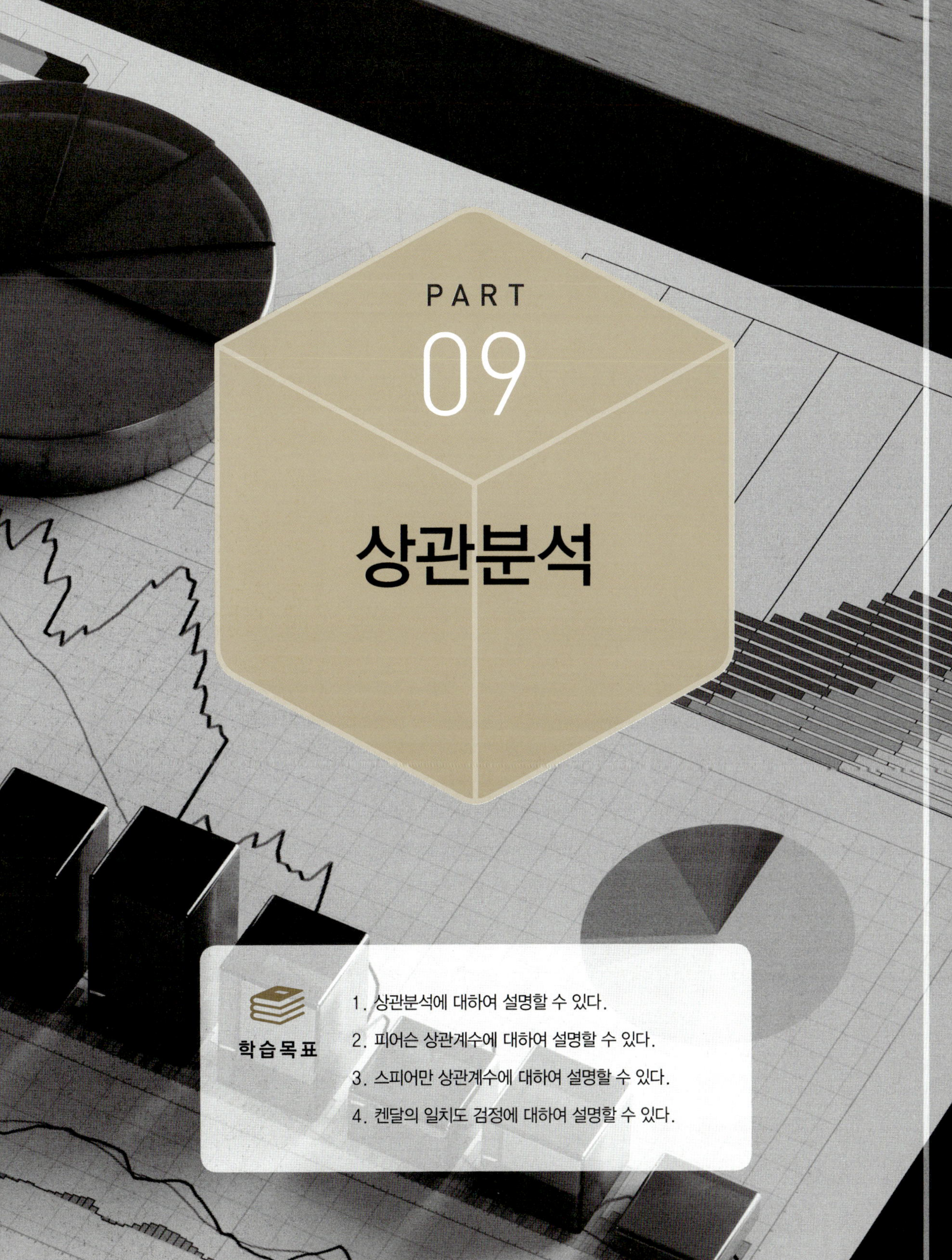

PART 09

상관분석

학습목표

1. 상관분석에 대하여 설명할 수 있다.
2. 피어슨 상관계수에 대하여 설명할 수 있다.
3. 스피어만 상관계수에 대하여 설명할 수 있다.
4. 켄달의 일치도 검정에 대하여 설명할 수 있다.

1. 상관분석

상관분석(corelation analysis)은 2개의 양적 변수 간의 관계를 선형적으로 파악하는 방법으로 인과관계(causual relationship) 규명이나 예측이라는 목적에 사용하지 않고, 단지 두 변수 간의 관계(relation)에 관심을 가진다. 즉, 두 변수 간의 관계 여부와 강도만을 나타낸 것이지 인과관계를 나타낸 것은 아니다.

예를 들어, '신장과 체중', '교육 수준과 경제적 상태' 등이 있다. 여기에서는 어느 변수가 시간적 또는 논리적으로 원인이고 결과인지는 설명하기 어렵지만, 전반적으로 신장과 체중은 같이 변하는 관계인지 알아볼 수 있는데 이와 같은 경우 사용되는 분석 방법이 상관분석이다. 그러므로 이러한 두 변수들 사이의 관계 정도의 척도는 두 변수가 종속관계냐 아니냐에 따라 약간 차이가 있는데, 보통 종속관계의 척도는 주로 회귀계수(regression coefficient)로 알 수 있고, 비종속관계의 척도는 상관계수(correlation coefficient)로 알 수 있다. 일반적으로 상관분석이라고 하면 피어슨(Pearson) 상관분석을 지칭한다.

2. 피어슨 상관계수

상관관계 분석은 연구하고자 하는 변수들 간에 상호 선형관계를 갖는 정도를 분석하기 위해서 사용된다. 피어슨 상관계수(Pearson correlation coefficient)는 한 변수가 다른 변수와 관련성이 있는지의 여부와, 관련성이 있다면 그것이 어느 정도인지를 파악하고자 할 때 사용되는 기법이다.

여기서 주의할 것은 한 변수와 다른 변수들 간의 관련성을 설명한다는 것은 원인과 결과, 즉 인과관계를 의미하는 것이 아니라, 한 변수의 측정값이 변화할 때 다른 변수의 측정값이 변화하는 모양(관련성)을 설명하는 것이다. 그리고 변수가 서열척도나 명목척도인 경우 스피어만(Spearman)의 서열상 관계수나 켄달(Kendall)의 일치도 검정을 분석해야 한다.

TIP

- 변수들은 반드시 등간척도나 비(율)척도이어야 한다. 즉, 명목척도나 서열척도는 상관관계 분석을 할 수 없다.

1) 기본 원리

연속적인 값(등간척도, 비척도)을 갖는 두 변수 사이에 존재하는 관련성, 즉 상관계수는 $-1 \leq$

r ≤1의 값을 갖게 된다. 이것을 그림으로 보면 [그림 9-1]과 같이 6종류로 구분할 수 있다.

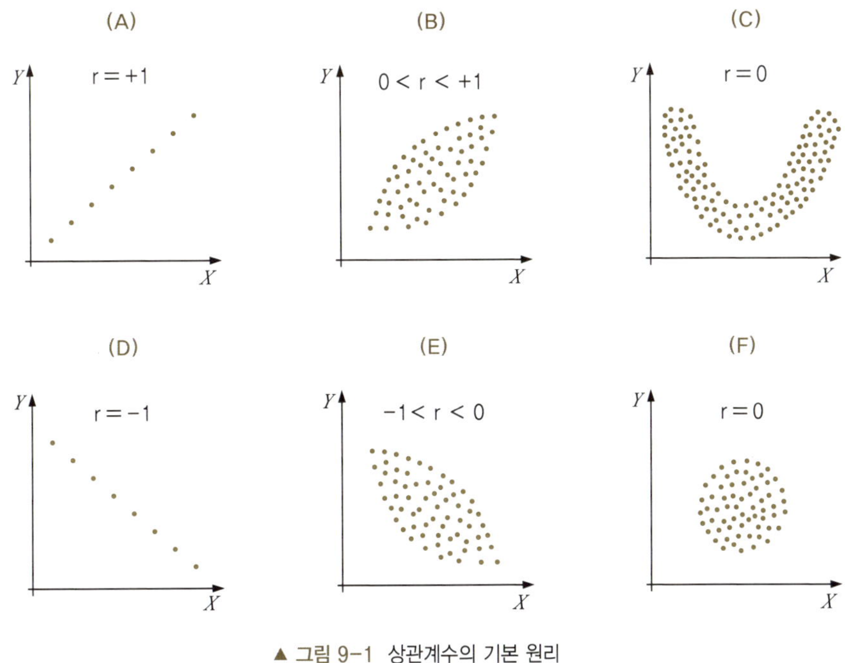

▲ 그림 9-1 상관계수의 기본 원리

그림에서 볼 수 있듯이 (A)의 경우는 완전한 상관관계를 보이고 있다. 이때 두 변수 간의 상관계수는 +1이다. (B)의 경우는 완전한 상관관계를 보이고 있지는 않지만 *X*변수값이 변화함에 따라 *Y*변수값이 어느 정도 관련성을 갖고 변화하고 있다(0 < r < +1). 여기서 (A)와 (B)는 양(+)의 상관관계를 보이고 있는데, 이는 한 변수의 값이 증가하면 다른 변수의 값 역시 증가하는 경향이 있다는 것을 의미한다.

(D)의 경우는 완전한 상관관계를 보이고 있으나 변화하는 방향이 (A)와는 반대로 되어 있어 상관계수는 -1이 된다. (E)의 경우는 완전한 상관관계를 보이고 있지는 않지만 *X*변수값의 변화에 따라 *Y*변수값이 어느 정도 관련성을 갖고 변화함을 보이고 있다(-1 < r < 0). 여기서 (D)와 (E)의 경우를 우리는 음(-)의 상관관계(역의 상관관계)라 하는데, 이는 한 변수의 값이 커지면 다른 변수의 값은 작아지는 것을 의미한다.

마지막으로, (C)와 (F)는 *X*변수값의 변화에 무관하게 *Y*값이 변화하므로 두 변수 사이에는 상관관계가 없다(r = 0). 그리고 상관계수의 값이 ±0.2 이하이면 상관관계가 없거나 무시해도 좋은 수준이며 0.4 정도이면 약한 상관관계, 0.5 이상이면 강한 상관관계로 볼 수 있다.

2) SPSS를 이용한 상관관계 분석

SPSS 프로그램을 이용하여 '진료 만족도와 진료 만족도에 영향을 미치는 요인들 간의 관계'를 알아보기 위해 상관관계 분석을 하는 과정은 다음과 같다.

① 주 메뉴에서 분석(A) → 상관분석(C) → 이변량 상관계수(B)의 순서대로 클릭을 하면 [그림 9-2]와 같이 이변량 상관계수 대화상자가 나타난다.

② [그림 9-2]에서 [그림 9-3]과 같이 분석할 변수를 선정한 후 [▶]를 클릭하여 오른쪽의 변수(V) 상자로 이동시킨다. 여기서 상관계수, 유의성 검정, 유의한 상관계수 별표시(F)는 자동설정 그대로 유지시킨다.

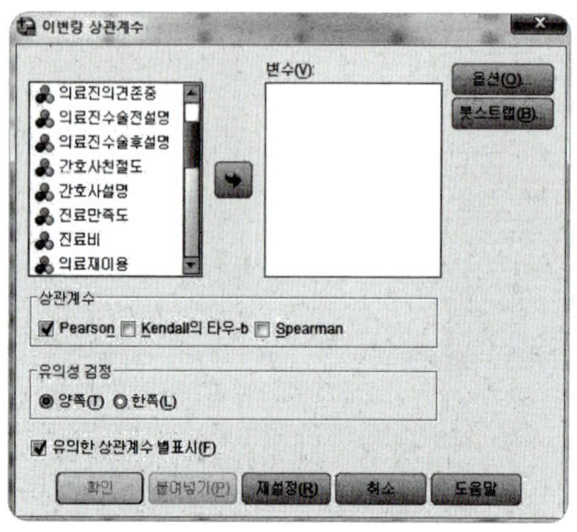

▲ 그림 9-2 이변량 상관계수 대화상자

▲ 그림 9-3 분석 대상 변수의 선정

③ [그림 9-3]에서 확인을 누르면 [표 9-1]과 같이 상관관계 분석의 결과가 나타난다.

▼ 표 9-1 상관관계 분석의 결과

상관계수

		의료진 의견존중	의료진 수술전설명	의료진 수술후설명	간호사 친절도	간호사 설명	진료비	진료 만족도
의료진 의견존중	Pearson 상관계수	1	.536**	.474**	.453**	.549**	.071	.533**
	유의확률 (양쪽)		.000	.000	.000	.000	.317	.000
	N	200	200	200	200	200	200	200
의료진 수술전설명	Pearson 상관계수	.536**	1	.620**	.289**	.457**	−.047	.449**
	유의확률 (양쪽)	.000		.000	.000	.000	.508	.000
	N	200	200	200	200	200	200	200

(계속)

의료진 수술후설명	Pearson 상관계수	.474**	.620**	1	.388**	.525**	.084	.511**
	유의확률 (양쪽)	.000	.000		.000	.000	.235	.000
	N	200	200	200	200	200	200	200
간호사친절도	Pearson 상관계수	.453**	.289**	.388**	1	.676**	.013	.366**
	유의확률 (양쪽)	.000	.000	.000		.000	.854	.000
	N	200	200	200	200	200	200	200
간호사설명	Pearson 상관계수	.549**	.457**	.525**	.676**	1	.102	.516**
	유의확률 (양쪽)	.000	.000	.000	.000		.151	.000
	N	200	200	200	200	200	200	200
진료비	Pearson 상관계수	.071	-.047	.084	.013	.102	1	.251**
	유의확률 (양쪽)	.317	.508	.235	.854	.151		.000
	N	200	200	200	200	200	200	200
진료만족도	Pearson 상관계수	.533**	.449**	.511**	.366**	.516**	.251**	1
	유의확률 (양쪽)	.000	.000	.000	.000	.000	.000	
	N	200	200	200	200	200	200	200

**. 상관계수는 0.01 수준(양쪽)에서 유의합니다.

④ [표 9-1]의 상관계수에서 동일한 변수들의 상관계수는 모두 '1'로 표시가 된다. '1'로 표시된 상관계수를 기준(대각선)으로 위아래의 상관계수가 동일하다. 따라서 논문 표 작성 시에는 위아래 어떤 것을 이용해도 상관이 없다. 그리고 Pearson 상관계수와 유의확률(양쪽)을 이용하면 된다.

3) 논문 표 작성 및 설명

'진료 만족도와 진료 만족도에 영향을 미치는 요인들 간의 상관관계'를 나타낸 [표 9-2]에서 '진료 만족도'는 '의료진 의견 존중'(r=0.533), '의료진 수술 전 설명'(r=0.449), '의료진 수술 후 설명'(r=0.511), '간호사 친절도'(r=0.366), '간호사 설명'(r=0.516), '진료비'(r=0.251)와 양의 유의한 상관관계를 보여 '의료진 의견 존중' 만족도가 높을수록, '의료진 수술 전 설명' 만족도가 높을수록, '의료진 수술 후 설명' 만족도가 높을수록, '간호사 친절도' 만족도가 높을수록, '간호사 설명' 만족도가 높을수록, '진료비'가 저렴할수록 '진료 만족도'가 높은 것을 알 수 있다. 이 중 '의료진 의견 존중'이 '진료 만족도'와 가장 높은 상관계수를 보여 관련성이 가장 많았다.

▼ 표 9-2 진료 만족도와 진료 만족도에 영향을 미치는 요인들 간의 상관관계

N = 200

	의료진 의견 존중	의료진 수술 전 설명	의료진 수술 후 설명	간호사 친절도	간호사 설명	진료비	진료 만족도
의료진 의견 존중	1.000						
의료진 수술 전 설명	0.536**	1.000					
의료진 수술 후 설명	0.474**	0.620**	1.000				
간호사 친절도	0.453**	0.289**	0.388**	1.000			
간호사 설명	0.549**	0.457**	0.525**	0.676**	1.000		
진료비	0.071	-0.047	0.084	0.013	0.102	1.000	
진료 만족도	0.533**	0.449**	0.511**	0.366**	0.516**	0.251**	1.000

**$p < 0.01$

TIP

- 상관계수를 설명하는 가장 좋은 방법 중의 하나는 상관계수의 제곱(R^2)을 살펴보는 것이다. R^2(결정계수, 설명력)은 한 변수의 변화에 의해 설명할 수 있는 다른 변수의 변동의 비율을 나타낸다. 예를 들어, 키와 몸무게의 상관계수의 값은 0.7이다. 그러면 R^2(설명력)은 0.49가 된다. 즉, 몸무게의 변동 중 49%는 키의 변동에 의해 설명할 수 있다. 그리고 몸무게의 변동 중 51%는 키의 변동이 아닌 다른 요인에 기인한다는 것이다.
- 상관계수를 논의할 때 각 개체의 평균값으로 상관계수를 구하게 된다. 이런 경우 결과를 해석할 때 평균값들이 서로 상관되어 있다는 것을 기억해 두어야 한다.
- 상관계수를 해석할 때 개체의 값에 극단적인 값이 존재할 경우 이 극단적인 값으로 인해 상관계수가 굉장히 큰 영향을 받게 된다. 왜냐하면 평균을 구할 때도 극단적인 값이 존재하게 되면 평균값에 큰 영향을 미치기 때문이다.

3. 스피어만 상관계수

스피어만 상관계수(Spearman correlation coefficient)는 자료가 서열척도로 구성된 변수들 간의 관련성(상관관계) 정도를 측정하기 위하여 사용된다. 이 분석은 2개의 변수가 모두 서열(순위) 척도로 측정되었을 경우에 사용되며 3개 이상의 변수일 경우 켄달의 일치도 검정을 사용하는 것이 좋다. 예를 들어, 10명의 A제약회사의 영업사원들의 근무년수와 판매 실적 순위가 [표 9-3]과 같다. 이 자료를 이용해 영업사원들의 근무년수와 판매 실적 순위에 관련성이 있는지

를 알아보고자 한다.

▼ 표 9-3 A제약회사 영업사원들의 근무년수와 판매 실적 순위

사원	근무년수	판매 실적 순위	사원	근무년수	판매 실적 순위
1	1	2	6	6	7
2	2	3	7	7	5
3	3	1	8	8	9
4	4	4	9	9	10
5	5	6	10	10	8

1) SPSS를 이용한 스피어만 상관계수

SPSS 프로그램을 이용하여 '영업사원들의 근무년수와 판매 실적 순위 간의 관계'를 알아보기 위해 상관관계 분석을 하는 과정은 다음과 같다.

① 주 메뉴에서 분석(A) → 상관분석(C) → 이변량 상관계수(B)의 순서대로 클릭을 하면 [그림 9-4]와 같이 서열 상관계수 대화상자가 나타난다.

② [그림 9-4]에서 [그림 9-5]와 같이 분석할 변수인 '근무년수', '판매실적순위'를 선정한 후 [▶]를 클릭하여 오른쪽의 변수(V) 상자로 이동시킨다. 다음 상관계수에서 Spearman을 선정하고 유의성 검정과 유의한 상관계수 별표시(F)는 자동설정 그대로 유지시킨다.

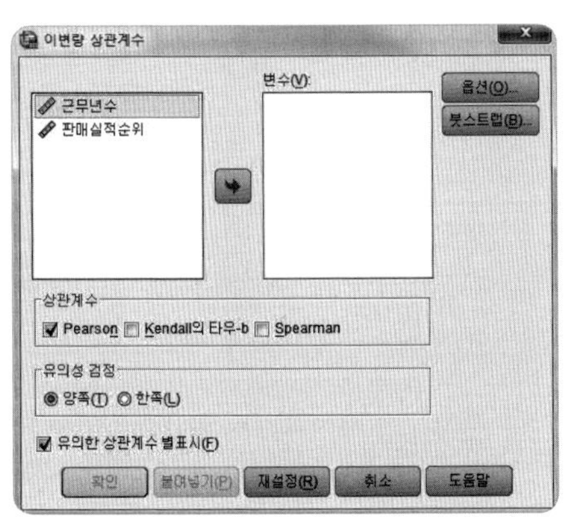

▲ 그림 9-4 서열 상관계수 대화상자

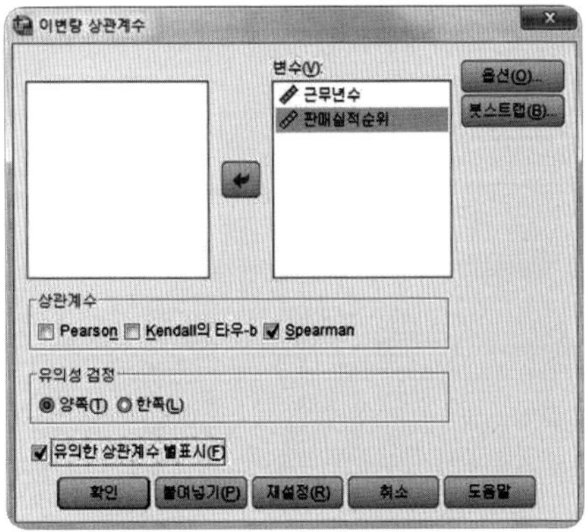

▲ 그림 9-5 분석 대상 변수의 선정

③ [그림 9-5]에서 확인을 누르면 [표 9-4]와 같이 서열 상관관계 분석의 결과가 나타난다.

▼ 표 9-4 서열 상관관계 분석의 결과

상관계수

			근무년수	판매실적순위
Spearman의 rho	근무년수	상관계수	1.000	.891**
		유의확률(양측)	.	.001
		N	10	10
	판매실적순위	상관계수	.891**	1.000
		유의확률(양측)	.001	.
		N	10	10

**. 상관 유의수준이 0.01입니다(양측).

④ 논문 표 작성 시에는 [표 9-4]의 상관계수에서 Spearman의 rho 상관계수와 유의확률(양측)을 이용하면 된다.

2) 논문 표 작성 및 설명

'A제약회사 영업사원들의 근무년수와 판매 실적 순위 간의 상관관계'를 나타낸 [표 9-5]에서 근무년수와 판매 실적 순위(r=0.891)는 양의 유의한 상관관계를 보여 근무년수가 길수록 판매 실적 순위도 높아지는 것을 알 수 있다.

▼ 표 9-5 A제약회사 영업사원들의 근무년수와 판매 실적 순위 간의 상관관계

	근무년수
판매 실적 순위	0.891**

**p<0.01

4. 켄달의 일치도 검정

켄달의 일치도 검정(Kendall's tau-b)은 3개 이상의 서열척도로 이루어진 변수들의 관계를 파악할 때 쓰이는 방법이다. 예를 들어, 의료복지학부에 입학하려는 학생 7명에게 3명의 교수가 [표 9-6]과 같이 면접 순위를 부여하였다고 하자. 이 평가 자료를 이용해서 학생들의 면접 평

가 순위가 교수들 간에 일치하는가를 알아보고자 한다.

▼ 표 9-6 학생들의 면접에 대한 교수들의 평가 순위

학생	A교수	B교수	C교수	계
1	1	2	2	5
2	2	1	3	6
3	3	3	1	7
4	4	4	5	13
5	6	6	7	19
6	7	7	6	20
7	5	5	4	14

1) SPSS를 이용한 켄달의 일치도 검정

SPSS 프로그램을 이용하여 '학생들의 면접에 대한 교수들의 평가 순위 일치도'를 알아보기 위해 켄달의 일치도 검정을 하는 과정은 다음과 같다.

① 주 메뉴에서 분석(A) → 상관분석(C) → 이변량 상관계수(B)의 순서대로 클릭을 하면 [그림 9-6]과 같이 켄달의 일치도 검정 대화상자가 나타난다.

② [그림 9-6]에서 [그림 9-7]과 같이 분석할 변수 '학생', 'A교수', 'B교수', 'C교수'를 선정한 후 [▶]를 클릭하여 오른쪽의 변수(V) 상자로 이동시킨다. 다음 상관계수에서 Kendall의 타우-b를 선정하고 유의성 검정과 유의한 상관계수 별표시(F)는 자동설정 그대로 유지시킨다.

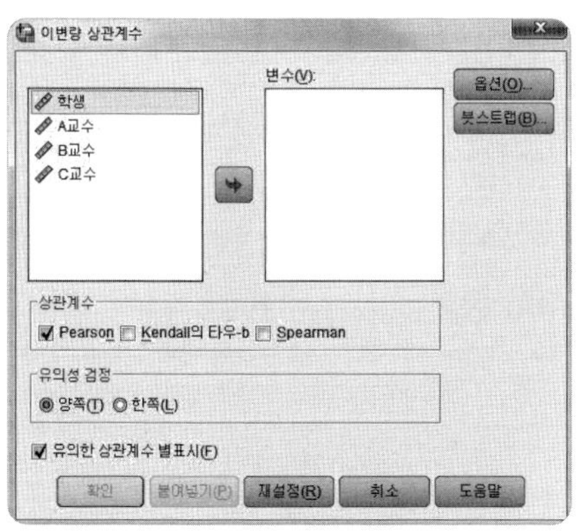

▲ 그림 9-6 켄달의 일치도 검정 대화상자

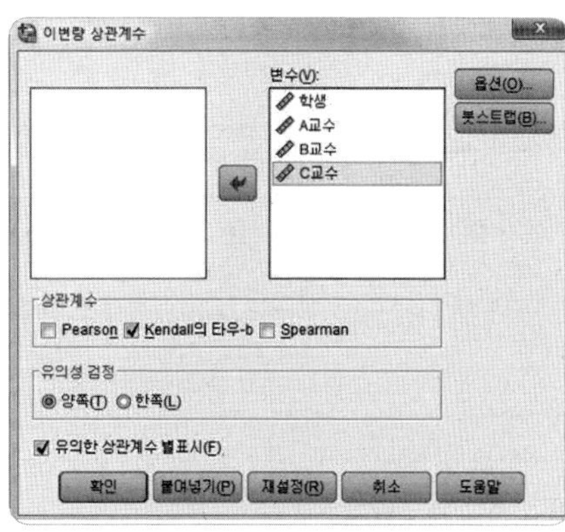

▲ 그림 9-7 분석 대상 변수의 선정

③ [그림 9-7]에서 확인을 누르면 [표 9-7]과 같이 켄달의 일치도 검정 분석의 결과가 나타난다.

▼ 표 9-7 켄달의 일치도 검정 분석의 결과

상관계수

			학생	A교수	B교수	C교수
Kendall의 tau_b	학생	상관계수	1.000	.810*	.714*	.429
		유의확률(양측)	.	.011	.024	.176
		N	7	7	7	7
	A교수	상관계수	.810*	1.000	.905**	.619
		유의확률(양측)	.011	.	.004	.051
		N	7	7	7	7
	B교수	상관계수	.714*	.905**	1.000	.524
		유의확률(양측)	.024	.004	.	.099
		N	7	7	7	7
	C교수	상관계수	.429	.619	.524	1.000
		유의확률(양측)	.176	.051	.099	.
		N	7	7	7	7

*. 상관 유의수준이 0.05입니다(양측).
**. 상관 유의수준이 0.01입니다(양측).

④ 논문 표 작성 시에는 [표 9-7]의 상관계수에서 학생에 대한 교수들의 Kendall의 tau-b 상관계수와 유의확률(양측)을 이용하면 된다.

2) 논문 표 작성 및 설명

'학생들의 면접에 대한 교수들 간의 평가 순위 일치도'를 정리한 [표 9-8]에서 학생에 대한 평가 순위를 살펴보면, A교수($p<0.05$)와 B교수($p<0.05$)는 일치하나 C교수($p<0.05$)는 일치하지 않는 것을 알 수 있다.

▼ 표 9-8 학생들의 면접에 대한 교수들 간의 평가 순위 일치도

	A교수	B교수	C교수
학생	0.810*	0.714*	0.429

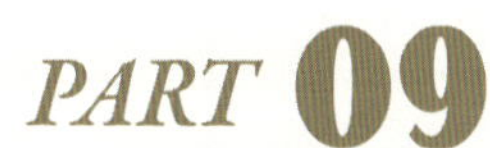

연습문제

01 다음은 연령과 소득 간에 관련성이 있는지 연구하기 위하여 수집한 자료이다. 나이와 소득 간의 상관계수를 구하시오.

연령(세)	30	32	41	35	35	43	33	45	26
소득(만 원)	136	148	170	172	180	250	320	380	110

02 다음은 신장과 체중을 측정한 자료이다. 신장과 체중 간의 상관계수를 구하시오.

신장(cm)	180	170	178	173	176	179	180	174	171
체중(kg)	82	67	78	84	78	109	73	68	75

03 다음은 연령과 수축기 혈압을 측정한 자료이다. 상관계수를 구하고 H_0: $\rho=0$이라는 가설을 검정하시오.

연령(세)	53	82	63	80	55	41	81	64	72
혈압(mmHg)	140	160	150	162	144	125	160	155	158
연령(세)	85	71	55	82	60	77	74	80	71
혈압(mmHg)	162	158	150	156	146	153	162	156	100

해답

01 1) 분석 결과

기술통계량

	평균	표준편차	N
연령	35.56	6.287	9
소득	207.33	90.692	9

상관계수

		연령	소득
연령	Pearson 상관계수	1	.664
	유의확률 (양쪽)		.051
	N	9	9
소득	Pearson 상관계수	.664	1
	유의확률 (양쪽)	.051	
	N	9	9

r=0.664

2) 해석: 상관분석 결과 연령과 소득 간에는 경계치 영역의 직선적 관련성이 있다(p=0.051).

02 1) 분석 결과

기술통계량

	평균	표준편차	N
신장	175.67	3.841	9
체중	79.33	12.510	9

상관계수

		신장	체중
신장	Pearson 상관계수	1	.458
	유의확률 (양쪽)		.215
	N	9	9

(계속)

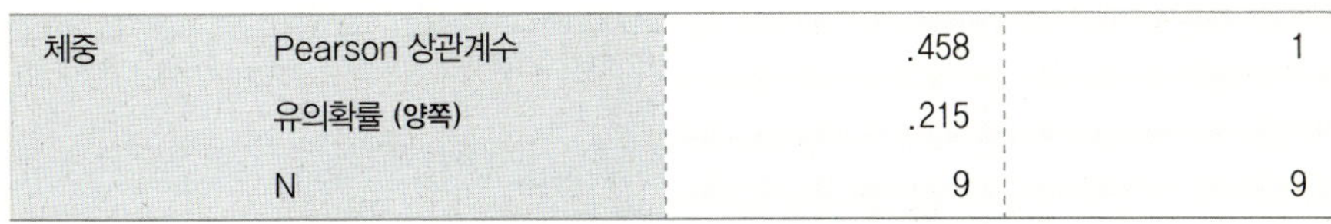

체중	Pearson 상관계수	.458	1
	유의확률 (양쪽)	.215	
	N	9	9

r=0.458

2) 해석: 상관분석 결과 신장과 체중 간에는 유의한 직선적 관련성이 없다(p=0.215).

03 1) 분석 결과

	평균	표준편차	N
연령	69.22	12.507	18
혈압	149.83	15.610	18

		연령	혈압
연령	Pearson 상관계수	1	.512*
	유의확률 (양쪽)		.030
	N	18	18
혈압	Pearson 상관계수	.512*	1
	유의확률 (양쪽)	.030	
	N	18	18

* 상관계수는 0.05 수준(양쪽)에서 유의합니다.
r=0.512

2) 해석: 상관분석 결과 연령과 혈압 간에는 유의한 직선적 관련성이 있다(p=0.030).

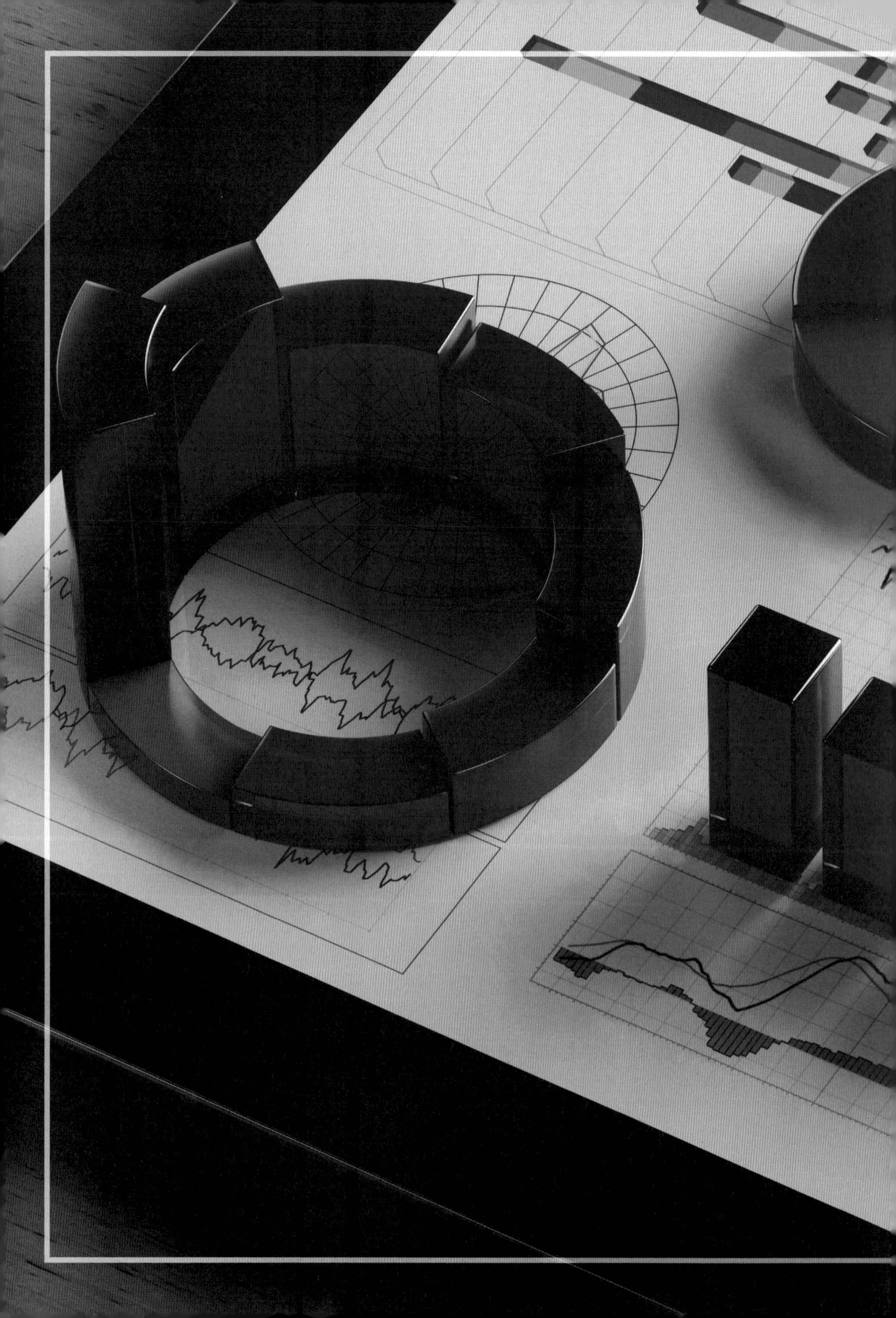

PART

10

회귀분석

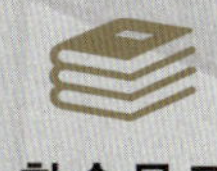

학습목표

1. 회귀분석에 대하여 설명할 수 있다.
2. 단순 선형 회귀분석에 대하여 설명할 수 있다.
3. 다중 선형 회귀분석에 대하여 설명할 수 있다.
4. 로지스틱 회귀분석에 대하여 설명할 수 있다.

1. 회귀분석

양적 변수들 사이의 선형 관련성 정도를 측정하기 위해 앞에서 상관계수를 계산해 보았다. 그러나 상관계수는 두 변수의 선형관계의 방향과 그 정도가 얼마나 강한지에 대한 정보는 제공해 주지만 두 변수 사이에 존재하는 관계식의 기울기에 대한 정보는 제공해 주지 않는다.

회귀분석(regression analysis)은 1개 또는 그 이상의 독립변수와 하나의 종속변수 사이의 관계를 파악하기 위한 방법이다. 그리고 종속변수의 변화에 영향을 미치는 여러 개의 변수를 이용하여 다른 변수의 변화를 예측할 수도 있다.

회귀분석의 변수 척도는 독립변수, 종속변수 모두 등간척도나 비(율)척도이어야 하며, 독립변수가 명목척도인 경우는 더미변수(dummy variable)를 이용하여 분석이 가능하다. 독립변수가 명목척도이고 종속변수가 등간척도 이상일 경우는 분산분석을 하여야 하며, 이때의 결과는 더미변수를 이용한 회귀분석을 한 결과와 동일하다. 또한 종속변수가 명목척도이고 독립변수가 등간척도 또는 비(율)척도일 경우에는 판별분석(discriminant analysis)을 하여야 한다.

회귀분석에는 독립변수의 수에 따라 단순 선형 회귀분석(simple linear regression analysis)과 다중 선형 회귀분석(multiple linear regression analysis)의 2가지가 있다. 예를 들면, 콜레스테롤 수치에 영향을 주는 요인으로 몸무게라는 1개의 독립변수를 고려하여 실시하는 회귀분석을 단순 선형 회귀분석이라고 하고, 콜레스테롤 수치에 영향을 미칠 수 있는 식습관, 운동 정도, 연령 등 2개 이상의 독립변수를 고려하여 실시하는 분석을 다중 선형 회귀분석이라 한다.

1) 회귀분석의 종류

(1) 단순 선형 회귀분석

단순 선형 회귀분석은 종속변수를 예측하는 데 사용할 독립변수의 수가 1개일 경우에 사용하는 분석 방법이다. 단순 선형 회귀분석은 '$Y=aX+b$'와 같은 1차 함수식으로 나타낼 수 있다.

> **단순 선형 회귀분석(simple linear regression analysis)** 종속변수를 예측하는 데 사용할 독립변수의 수가 1개일 경우에 사용하는 분석방법으로, 예를 들어, 콜레스테롤 수치에 영향을 주는 요인으로 몸무게라는 1개의 독립변수를 고려하여 실시하는 연구가 여기에 속한다.
>
> **다중 선형 회귀분석(multiple linear regression analysis)** 종속변수가 1개이고 독립변수가 2개 이상일 경우에 사용되는 분석 방법으로, 예를 들어, 콜레스테롤 수치에 영향을 미칠 수 있는 여러 변수들, 즉 식습관, 운동 정도, 연령 등 2 개 이상의 독립변수를 고려하여 실시하는 연구가 여기에 속한다.

예를 들어, 연속형 변수인 체중과 고지혈증 간의 인과관계를 검정하고자 한다면, 연속형 변수로 측정된 두 변수의 인과관계 분석이므로 회귀분석을 이용하는데, 여기서는 독립변수 1개, 종속변수 1개이므로 단순 선형 회귀분석을 실시한다. 단순 선형 회귀분석의 검정 통계량 선정에서는 먼저 이 두 변수 간의 관계를 회귀 방정식으로 표현한다. 즉, '$Y=aX+b$'의 회귀 방정식으로 표현할 수 있는데, 여기서 Y = 종속변수, a = 회귀계수, b = 상수이다. 이렇게 얻어진 회귀모형에 포함된 독립변수가 종속변수를 얼마나 설명하는지(설명력)와, 이 회귀모형이 얼마나 적합한지를 판단해야 한다.

SPSS 통계 프로그램에서 단순 선형 회귀분석을 활용하는 방법은 상대적으로 간단하므로 다중 선형 회귀분석을 설명할 때 언급하도록 하겠다.

(2) 다중 선형 회귀분석

다중 선형 회귀분석은 종속변수가 1개이고 독립변수가 2개 이상일 경우에 사용되는 분석 방법이다. 즉, 앞에서 배운 단순 선형 회귀분석과 가장 큰 차이점은 독립변수의 개수이다. 다중 선형 회귀분석의 장점은 모형에 포함된 종속변수에 대한 원인변수들의 영향력을 검정할 때, 독립변수들 간에 복합적인 작용을 통해 서로를 통제하여 개별 독립변수들의 실질적인 영향을 모수로서 추정할 수 있다는 점이다.

예를 들어, 고지혈증에 영향을 미치는 요인에 대한 연구는 연속형 변수로 측정된 변수들 간의 인과관계 분석이므로, 회귀분석을 이용해야 하는 것은 확실하다. 다만, 단순 선형 회귀분석과 날리 종속변수(고지혈증) 1개에 영향을 미치는 독립변수에 여러 가지(체중, 연령, 식습관, 운동량 등)가 포함될 수 있다.

다중 선형 회귀분석도 단순 선형 회귀분석과 마찬가지로 독립변수와 종속변수 간의 관계를 회귀 방정식으로 나타낼 수 있다(단, 독립변수가 2개 이상이기 때문에 다중공선성 통계량을 반드시 보여 준다). 상관분석과 회귀분석의 차이는 상관분석은 변수들의 관련성의 정도 분석이고, 회귀분석은 변수 사이의 관계식을 알아보기 위한 분석 방법이라는 것이다. 따라서 다중 선형 회귀분석의 방정식은 다음과 같이 나타낼 수 있다.

$$Y=A+BX_1+CX_2+DX_3+\cdots+nX_n$$

Y: 종속변수, A: 상수, $X_1 \sim X_n$: 독립변수, $B \cdot C \cdot D$: 기울기(회귀계수)

그런데 이 회귀계수는 독립변수(X_1 ~ X_n)의 단위와 밀접한 관계가 있다. 만약 독립변수의 단위가 아주 크다면 회귀계수의 값은 상대적으로 아주 작아지게 된다. 그러므로 회귀계수의 값의 크기는 크게 중요하지 않다. 예를 들면, 독립변수 X_1은 단위가 5점 척도, 회귀계수가 0.3이고, 같은 독립변수 X_2는 20점 척도, 회귀계수는 0.6이라면 X_2의 회귀계수가 X_1보다 크기 때문에 X_1이 X_2보다 종속변수에 더 큰 영향을 줄 것으로 해석을 하기 쉽다. 그러나 이것은 잘못된 해석이다. X_2는 X_1보다 단위가 4배가 더 크기 때문에 오히려 X_1이 더 큰 영향을 줄 수 있다. 그래서 독립변수의 단위가 다를 경우 회귀계수로 영향력을 해석하는 것은 옳지 않다.

이렇게 독립변수의 단위가 다를 경우 회귀계수의 단위를 통일시켜 보는 것이 타당하다. 단위를 통일시킨 표준화된 값을 우리는 표준화 회귀계수(beta)라고 한다. 이 표준화 회귀계수의 값이 크면 영향력이 더 크다고 해석하는 것이 타당하다.

회귀분석 시 전제 조건은 독립변수 사이의 관계가 서로 독립적(관련성이 적음)이어야 한다는 것이다. 만일 독립변수들 간에 서로 독립적이지 못하고 상관성이 높을 경우 다중공선성(multi-collinearity)이 존재한다고 한다. 즉, 독립변수들 간에 높은 관련성이 존재하는 경우를 말한다. 다중공선성이 존재하게 되면 한 독립변수의 추정계수가 다른 독립변수의 추정계수에 상당한 영향을 미치게 된다. 그리고 서로 상관이 있는 독립변수들이 공존하므로 어떤 계수는 양의 값을 가져야 될 것 같은데 음의 값을 가지게 되는 경우가 발생하는 등 연구 모형(함수식)이 상당히 불안정하게 된다. 다중공선성이 있게 되면 여러 가지 문제가 발생하게 되는데 가장 큰 문제로 회귀식을 신뢰할 수 없게 된다는 점을 들 수 있다. 다중공선성을 알아보기 위한 가장 간단한 방법은 다음과 같다.

① 상관관계를 알아보는 것으로, 일반적으로 독립변수들 간의 상관관계가 0.90 이상이면 공선성이 있다고 판단할 수 있다.

② 공차한계(tolerance)를 보는 방법으로, 일반적으로 공차한계의 최대값은 1이며 공선성을 판단하기 위한 기준은 0.10 이하이다.

③ 분산 팽창 요인(variance inflation factor, VIF)을 보는 방법으로, 분산 팽창 요인의 값이 클수록 독립변수들 간의 공선성이 크다는 것을 의미하게 된다. 일반적으로 이 값이 10을

다중공선성(multi-collinearity) 독립변수들 간에 서로 독립적이지 못하고 상관성이 높아 데이터를 분석하는 데 부정적인 영향을 미치는 현상이다.

넘으면 다중공선성의 문제가 있다고 볼 수 있다. 10을 넘으면 독립변수가 나머지 독립변수에 의해 90% 이상 설명된다는 것을 의미한다.

위 방법을 통해 다중공선성의 존재를 알게 되었다면, 상관관계가 높은 독립변수를 연구 모형(분석 대상)에서 제외시키거나, 변수를 변형시키고 새로운 관측치를 사용하는 방법을 활용할 수 있다.

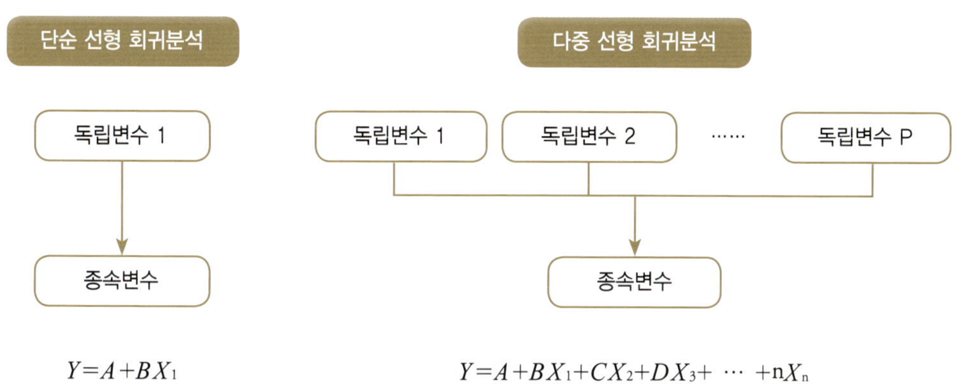

$Y = A + BX_1$ $\quad$ $Y = A + BX_1 + CX_2 + DX_3 + \cdots + nX_n$

▲ 그림 10-1 단순 선형 회귀분석과 다중 선형 회귀분석의 비교

2) SPSS를 이용한 다중 선형 회귀분석

SPSS 프로그램을 이용하여 '진료 만족도에 영향을 미치는 변수'들이 어떠한 것인지를 알아보기 위해 다중 선형 회귀분석을 하는 과정은 다음과 같다.

① 주 메뉴에서 분석(A) → 회귀분석(R) → 선형(L)의 순서대로 클릭을 하면 [그림 10-2]와 같이 회귀분석 대화상자가 나타난다.

② [그림 10-2]에서 [그림 10-3]과 같이 분석할 변수 '진료만족도'를 선정한 후 [▶]를 클릭하여 오른쪽의 종속변수(D)로 이동시킨다. 다음 변수인 '성별'~'진료비'를 선정한 후 [▶]를 클릭하여 오른쪽의 독립변수(I) 상자로 이동시킨다. 여기서 독립변수인 '성별', '직업', '학력'은 변수 척도가 명목이므로 새로운 변수로의 코딩변경을 통해 더미변수로 만들었다. 더미변수란 집단에 '1'과 '0'을 부여하는 것으로 '성별'에서는 '남자'='1', '여자'='0'으로, '직업'에서는 '있다'='1', '없다'='0'으로, '학력'에서는 '무학'='0', '초졸'='6', … , '전문대졸 이상'='14'로 더미화를 시켰다.

③ [그림 10-3]에서 통계량(S)을 클릭하여 [그림 10-4]와 같이 추정값(E), 모형적합(M), 공선성 진단(L)을 선정한 후 계속을 누른다.

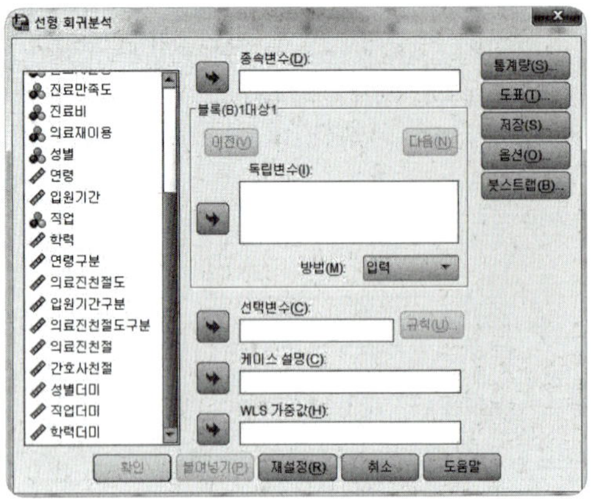

▲ 그림 10-2 회귀분석 대화상자

▲ 그림 10-3 분석 대상 변수의 선정

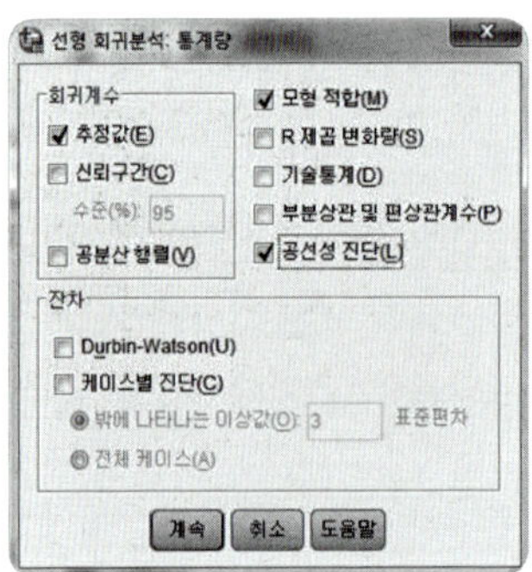

▲ 그림 10-4 통계량 대화상자

④ [그림 10-3]에서 확인을 누르면 [표 10-1]과 같이 다중 선형 회귀분석의 결과가 나타난다.

▼ 표 10-1 다중 선형 회귀분석의 결과

진입/제거된 변수[b]

모형	진입된 변수	제거된 변수	방법
1	진료비, 간호사친절도, 직업더미, 성별더미, 건강상태, 입원기간, 교통편의성, 학력더미, 의료진수술전설명, 연령, 의료진의견존중, 의료전수술후설명, 간호사설명	.	입력

a. 요청된 모든 변수가 입력되었습니다.
b. 종속변수: 진료만족도

모형 요약

모형	R	R 제곱	수정된 R 제곱	추정값의 표준오차
1	.681[a]	.464	.427	.583

a. 예측값: (상수), 진료비, 간호사친절도, 직업더미, 성별더미, 건강상태, 입원기간, 교통편의성, 학력더미, 의료진수술전설명, 연령, 의료진의견존중, 의료진수술후설명, 간호사설명

분산분석[b]

모형		제곱합	자유도	평균제곱	F	유의확률
1	선형회귀분석	54.642	13	4.203	12.387	.000[a]
	잔차	63.113	186	.339		
	합계	117.755	199			

a. 예측값: (상수), 진료비, 간호사친절도, 직업더미, 성별더미, 건강상태, 입원기간, 교통편의성, 학력더미, 의료진수술전설명, 연령, 의료진의견존중, 의료진수술후설명, 간호사설명
b. 종속변수: 진료만족도

계수[a]

모형		비표준화 계수		표준화 계수	t	유의확률	공선성 통계량	
		B	표준오차	베타			공차한계	VIF
1	(상수)	.606	.445		1.363	.175		
	성별더미	.098	.086	.064	1.141	.255	.929	1.077
	연령	-.002	.004	-.031	-.457	.648	.641	1.561
	입원기간	.001	.001	.045	.814	.417	.939	1.065
	직업더미	-.071	.112	-.038	-.630	.530	.797	1.255
	학력더미	-.003	.011	-.020	-.312	.756	.725	1.380
	건강상태	.026	.043	.034	.595	.552	.873	1.145
	교통편의성	.106	.042	.144	2.546	.012	.903	1.107
	의료진의견존중	.194	.058	.245	3.341	.001	.535	1.868
	의료진수술전설명	.070	.064	.083	1.098	.274	.500	1.999
	의료진수술후설명	.206	.071	.215	2.899	.004	.526	1.900
	간호사친절도	-.001	.064	-.001	-.013	.990	.500	2.001
	간호사설명	.154	.066	.195	2.325	.021	.410	2.441
	진료비	.168	.054	.177	3.089	.002	.879	1.138

a. 종속변수: 진료만족도

⑤ 논문 표 작성 시에는 [표 10-1]의 모형 요약에서 R 제곱을 이용하고 분산분석[b]에서 F와

유의확률을 이용하며, 계수[a]에서는 B, 표준오차, 베타, t, 유의확률을 이용하면 된다. 그리고 공선성 통계량에서 공차한계와 VIF값을 비교해 다중공선성 여부를 확인한다. 공차한계가 0.10 이하이거나 VIF값이 10을 넘으면 다중공선성의 문제가 있다고 볼 수 있다.

3) 논문 표 작성 및 설명

'진료 만족도'를 종속변수로 하고 여기에 영향을 미치는 변수들을 독립변수로 한 회귀분석 결과는 [표 10-2]와 같다. 이들 독립변수들이 '진료 만족도'를 46.4% 정도 설명하고 있다. 전체적으로도 F값이 12.387로 통계적인 유의성이 있었다. '진료 만족도'에 유의한 영향을 미치는 변수로는 '교통 편의성'(β=0.144), '의료진 의견 존중'(β=0.245), '의료진 수술 후 설명'(β=0.215), '간호사 설명'(β=0.195), '진료비'(β=0.177)였으며, 이 중 '의료진 의견 존중'이 가장 높은 표준화된 회귀계수값을 보여 가장 많은 영향을 미쳤다.

▼ 표 10-2 진료 만족도에 영향을 미치는 변수들에 대한 회귀분석

변수	B	SE B	Beta	T
성별(남=1, 여=0)	.098	.086	.064	1.141
연령	-.002	.004	-.031	-.457
입원 기간	.001	.001	.045	.814
직업(직업 유=1, 직업 무=0)	-.071	.112	-.038	-.630
학력(수업 연한)	-.003	.011	-.020	-.312
건강 상태	.026	.043	.034	.595
교통 편의성	.106	.042	.144	2.546*
의료진 의견 존중	.194	.058	.245	3.341**
의료진 수술 전 설명	.070	.064	.083	1.098
의료진 수술 후 설명	.206	.071	.215	2.899**
간호사 친절도	-.001	.064	-.001	-.013
간호사 설명	.154	.066	.195	2.325*
진료비	.168	.054	.177	3.089**
상수	.606	.445		1.363
R^2		0.464		
F		12.387		
Sig F		0.000		

* p<0.05, ** p<0.01

2. 로지스틱 회귀분석

회귀분석은 목적(결과)변수가 주로 양적인 데이터로 이루어진 경우에 사용된다. 그러나 목적변수가 질적인 경우에는 회귀분석을 사용하는 데에 무리가 있으므로, 판별분석이나 로지스틱 회귀분석을 사용하는 것이 바람직하다.

로지스틱 회귀분석(logistic regression analysis)은 종속변수가 정성적 척도(명목척도 또는 서열척도)이면서 독립변수는 정성적 척도와 정량적 척도(등간척도 또는 비척도)가 섞여 있는 경우 분석할 수 있는 방법이다. 로지스틱 회귀분석은 종속변수가 정성적(주로 이분적인 자료)이라는 점에서는 판별분석과 유사하나, 판별분석은 독립변수들이 다변량 정규분포를 하여야 한다는 엄격한 가정이 있다. 그러므로 독립변수에 성별, 고혈압 여부 등과 같은 정성적인 자료가 있을 경우에는 이 가정에 부합되지 못한다. 따라서 이러한 경우에는 로지스틱 회귀분석을 사용하면 유용하다.

즉, 독립변수들이 다변량 정규분포를 하는 경우에는 판별분석이 유용하며, 독립변수에 명목척도 또는 서열척도와 같은 정성적인 척도와 등간척도 또는 비(율)척도가 섞여 있으면서 변수들이 다변량 정규분포를 한다는 가정이 불명확할 때는 로지스틱 회귀분석을 사용하는 것이 좋다. 다시 말해, 로지스틱 회귀분석은 판별분석을 사용하는 것과 마찬가지로 두 집단 이상의 표본에 대해 각 표본이 속하는 집단을 구분하거나, 집단을 구분하는 식에서 어느 변수가 중요한지를 찾아내는 데 사용된다.

1) 로지스틱 회귀분석의 추정과 검정

로지스틱 회귀계수는 다른 선형 회귀계수와 마찬가지로 목적변수와 설명변수들 사이의 관계를 설명하고 주어진 설명변수의 수준에서 목적변수를 예측하는 데 사용된다. 로지스틱 회귀계수를 추정하는 방법은 설명변수의 수준에서 반복적인 목적변수의 관측 여부에 따라서 달라진다. 그런데 각 설명변수의 수준에서 비교적 많은 목적변수의 반복적인 관측이 있으면 가중 최소 자승법을 사용하고, 반복적인 관찰이 없거나 아주 작은 경우에는 최대 우도 추정법을 사용한다.

> **로지스틱 회귀분석(logistic regression analysis)** 종속변수가 정성적 척도(명목척도 또는 서열척도)이면서 독립변수는 정성적 척도와 정량적 척도(등간척도 또는 비척도)가 섞여 있는 경우 분석할 수 있는 방법이다.

(1) 가중 최소 자승법

가중 최소 자승법은 주어진 설명변수의 수준에서 반복적인 목적변수의 관측 데이터가 수집된 경우에 사용된다.

(2) 최대 우도 추정법

설명변수의 각 수준에서 *Y*의 반복적인 관측이 아주 작거나 없으면 표본 비율을 사용할 수 없기 때문에 설명변수의 각 수준에서 하나의 *Y*값에 대하여 최대 우도 추정법을 사용하여 로지스틱 반응함수를 추정한다. 일단 최대 우도 추정법에 의해서 회귀계수가 구해지면 로지스틱 회귀모형이 데이터에 대하여 어느 정도 설명력이 있는지를 검정한다. 로지스틱 회귀모형에서는 중회귀모형에서 사용한 F-검정과 유사한 우도값 검정(likelihood value test)을 실시한다.

2) SPSS를 이용한 로지스틱 회귀분석

SPSS 프로그램을 이용하여 '의료 재이용 의사에 영향을 미치는 변수'들이 어떠한 것인지를 알아보기 위해 로지스틱 회귀분석을 하는 과정은 다음과 같다. 여기서 주의할 것은 판별분석과 같이 종속변수인 '의료 재이용' 의사를 '모르겠다'라고 답한 집단을 삭제하고, '의료 재이용' 의사가 '있다=1', '없다=0'으로 코딩변경을 한 후 분석을 해야 한다는 것이다.

① 주 메뉴에서 분석(A) → 회귀분석(R) → 이분형 로지스틱(G)의 순서대로 클릭을 하면 [그림 10-5]와 같이 로지스틱 회귀분석 대화상자가 나타난다.

② [그림 10-5]에서 [그림 10-6]과 같이 분석할 변수 '의료재이용'를 선정한 후 [▶]를 클

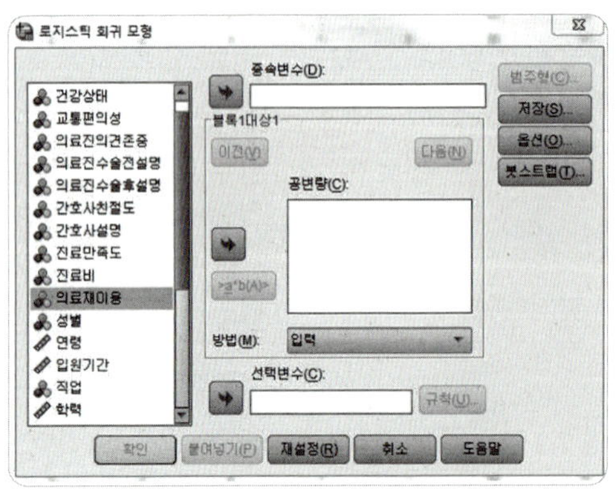

▲ 그림 10-5 로지스틱 회귀분석 대화상자

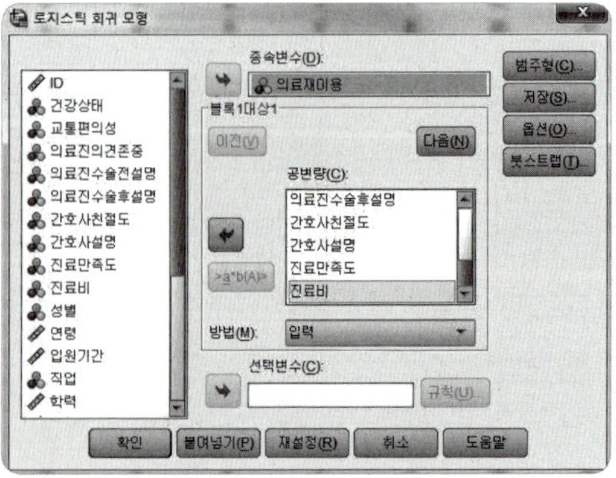

▲ 그림 10-6 분석 대상 변수의 선정

릭하여 오른쪽의 종속변수(D)로 이동시킨다. 다음 변수 '건강상태'~'학력'을 선정한 후 [▶]를 클릭하여 오른쪽의 공변량(C) 상자로 이동시킨다.

③ [그림 10-6]에서 확인을 누르면 [표 10-3]과 같이 로지스틱 회귀분석의 결과가 나타난다.

▼ 표 10-3 로지스틱 회귀분석의 결과

모형 계수 전체 테스트

		카이제곱	자유도	유의확률
1단계	단계	54.119	14	.000
	블록	54.119	14	.000
	모형	54.119	14	.000

방정식에 포함된 변수

		B	S.E.	Wald	자유도	유의확률	Exp(B)
1단계	성별더미	-.262	.750	.122	1	.727	.770
	연령	-.002	.039	.004	1	.951	.998
	입원기간	-.007	.019	.134	1	.714	.993
	직업더미	-2.782	1.535	3.287	1	.070	.062
	학력더미	.170	.090	3.556	1	.059	1.185
	건강상태	.035	.374	.009	1	.925	.965
	교통편의성	-.255	.370	.474	1	.491	1.290
	의료진의견존중	-.201	.558	.129	1	.719	.818
	의료진수술전설명	.161	.586	.075	1	.784	1.175
	의료진수술후설명	1.263	.581	4.728	1	.030	3.536
	간호사친절도	.104	.487	.047	1	.828	1.109
	간호사설명	.569	.617	.850	1	.357	1.766
	진료만족도	1.287	.632	4.142	1	.042	3.623
	진료비	.459	.519	.780	1	.377	1.582
	상수	-9.370	4.666	4.034	1	.045	.000

a. 변수가 1: 단계에 진입했습니다 성별더미, 연령, 입원기간, 직업더미, 학력더미, 건강상태, 교통편의성, 의료진의견존중, 의료진수술전설명, 의료진수술후설명, 간호사친절도, 간호사설명, 진료만족도, 진료비.

3) 논문 표 작성 및 설명

'의료 재이용'을 종속변수로 하고 영향을 미치는 변수들을 독립변수로 한 로지스틱 회귀분석 결과는 [표 10-4]와 같다. 전체적으로도 χ^2값이 54.119로 통계적인 유의성이 있었다. '의료 재이용'에 유의한 영향을 미치는 변수로는 '의료진 수술 후 설명'(β=1.263)과 '진료 만족도'(β=1.287)로 나타나, '의료진 수술 후 설명'이 만족스러울수록, '진료 만족도'가 높을수록 '의료 재이용'이 높은 것으로 나타났다.

▼ 표 10-4 의료 재이용에 영향을 미치는 변수들에 대한 로지스틱 회귀분석

변수	B	S.E.	Wald	Exp(B)
성별(남=1, 여=0)	-.262	.750	.122	.770
연령	-.002	.039	.004	.998
입원 기간	-.007	.019	.134	.993
직업(직업 유=1, 직업 무=0)	-2.782	1.535	3.287	.062
학력(수업 연한)	.170	.090	3.556	1.185
건강 상태	-.035	.374	.009	.965
교통 편의성	.255	.370	.474	1.290
의료진 의견 존중	-.201	.558	.129	.818
의료진 수술 전 설명	.161	.586	.075	1.175
의료진 수술 후 설명	1.263	.581	4.728*	3.536
간호사 친절도	.104	.478	.047	1.109
간호사 설명	.569	.617	.850	1.766
진료 만족도	1.287	.632	4.142*	3.623
진료비	.459	.519	.780	1.582
상수	-9.370	4.666	4.034*	.000
χ^2		54.119		
df		14		
Significance		0.000		

* $p<0.05$

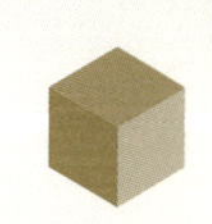
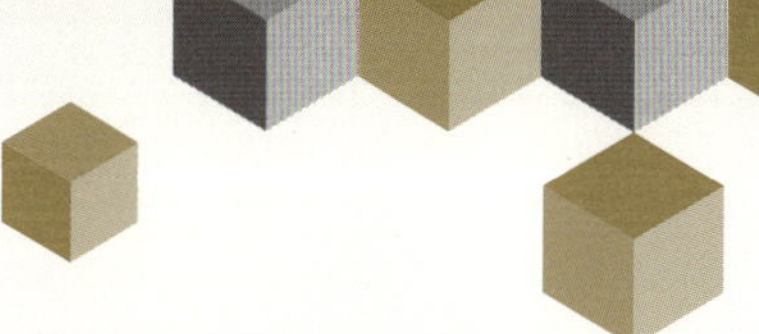

PART 10
연습문제

01 다음은 체중과 혈압을 측정한 자료이다. 단순 선형 회귀 방정식을 구하시오.

체중 (kg)	58	63	65	64	67	64	60	63	78
혈압 (mmHg)	115	118	125	125	129	138	113	145	175

02 다음의 자료를 통해 임산부의 체질량지수(BMI)와 신생아 체중의 관련성을 알아보고자 한다. 단순 선형 회귀 방정식을 구하시오.

임산부 BMI (kg/m^2)	31	21	44	16	29	41	24	49	12
신생아 체중 (kg)	3.0	2.8	3.0	2.2	2.7	3.2	2.3	3.6	2.0

03 다음은 검진 결과 중 혈압, 연령, 체중을 정리한 자료이다. 이 자료를 통해 연령과 체중으로 혈압을 예측할 수 있는지 회귀 방정식을 구하시오.

번호	혈압 (mmHg)	연령 (세)	체중 (kg)	번호	혈압 (mmHg)	연령 (세)	체중 (kg)
1	157	44	65	11	143	49	56
2	185	58	78	12	137	46	46
3	153	42	62	13	146	51	58
4	158	45	67	14	163	68	72
5	175	64	84	15	142	45	63
6	156	49	60	16	170	68	60
7	181	74	75	17	126	41	48
8	136	42	58	18	153	51	55
9	171	69	72	19	156	59	61
10	165	54	62	20	164	65	62

해답

01 1) 분석 결과

계수[a]

모형		비표준화 계수		표준화 계수	t	유의확률	B에 대한 95% 신뢰구간	
		B	표준오차	베타			하한값	상한값
1	(상수)	−62.640	40.502		−1.547	.166	−158.413	33.133
	체중	3.001	.624	.876	4.808	.002	1.525	4.477

a. 종속변수: 혈압

추정된 회귀 방정식은 다음과 같다.

혈압=−62.64+3.001×체중

2) 해석: 회귀계수 3.001에 대한 유의확률이 0.002이므로 회귀계수는 통계적으로 유의하다.

02 1) 분석 결과

계수[a]

모형		비표준화 계수		표준화 계수	t	유의확률	B에 대한 95% 신뢰구간	
		B	표준오차	베타			하한값	상한값
1	(상수)	1.665	.196		8.498	.000	1.202	2.129
	임산부 BMI	.037	.006	.915	6.009	.001	.022	.051

a. 종속변수: 신생아 체중

추정된 회귀방정식은 다음과 같다.

신생아 체중=1.665+0.037×임산부 BMI

2) 해석: 회귀계수 0.037에 대한 유의확률이 0.001이므로 회귀계수는 통계적으로 유의하다.

03 1) 분석 결과

계수[a]

모형		비표준화 계수		표준화 계수		
		B	표준오차	베타	t	유의확률
1	(상수)	62.903	11.180		5.626	.000
	연령	.636	.192	.434	3.317	.004
	체중	.941	.215	.573	4.380	.000

a. 종속변수: 혈압

추정된 회귀방정식은 다음과 같다.

$$혈압 = 62.903 + 0.636 \times 연령 + 0.941 \times 체중$$

2) 해석: 회귀계수에 대한 유의확률이 모두 $p<0.05$이므로 회귀계수는 통계적으로 유의하다.

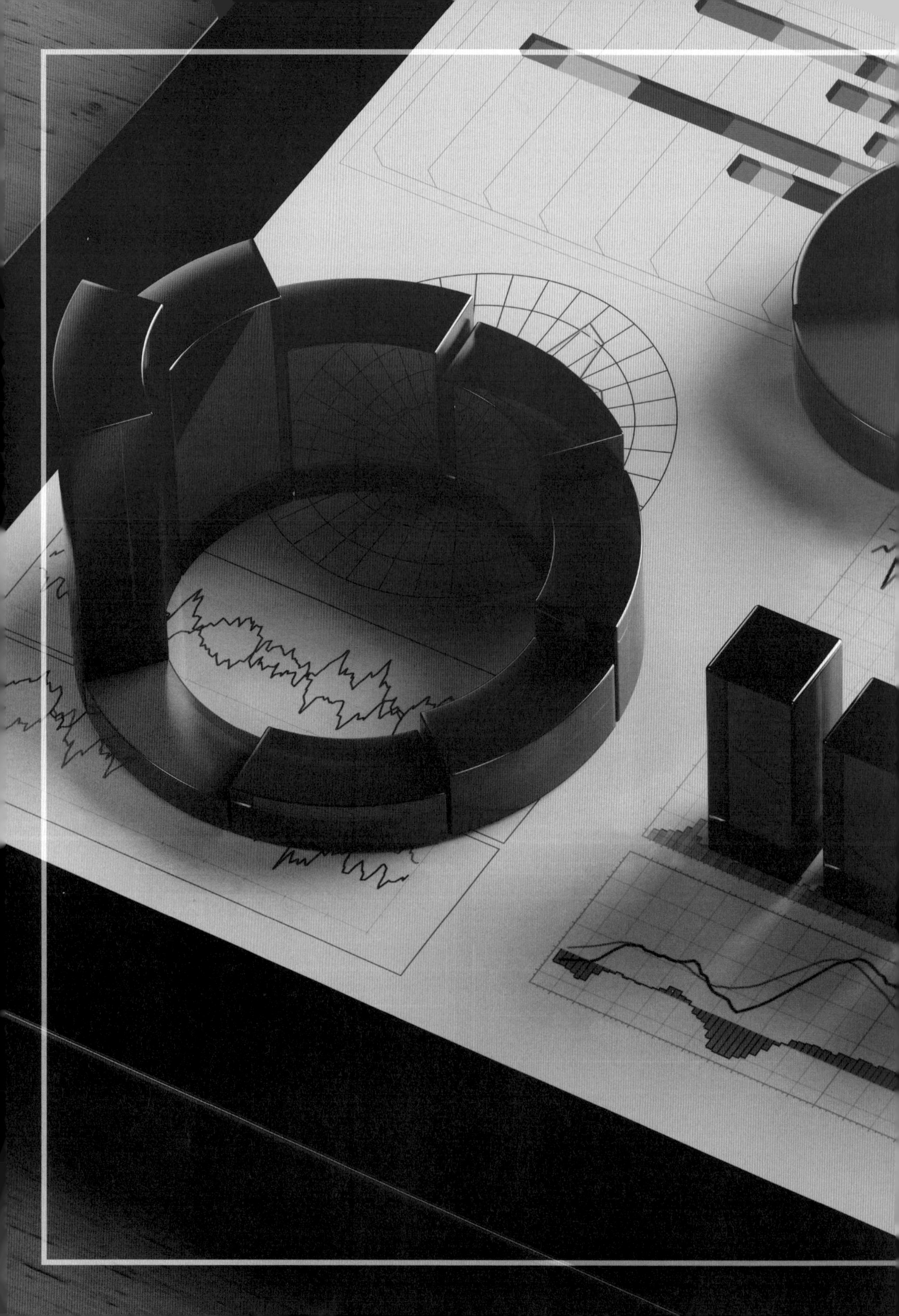

PART

11

요인분석 및 판별분석

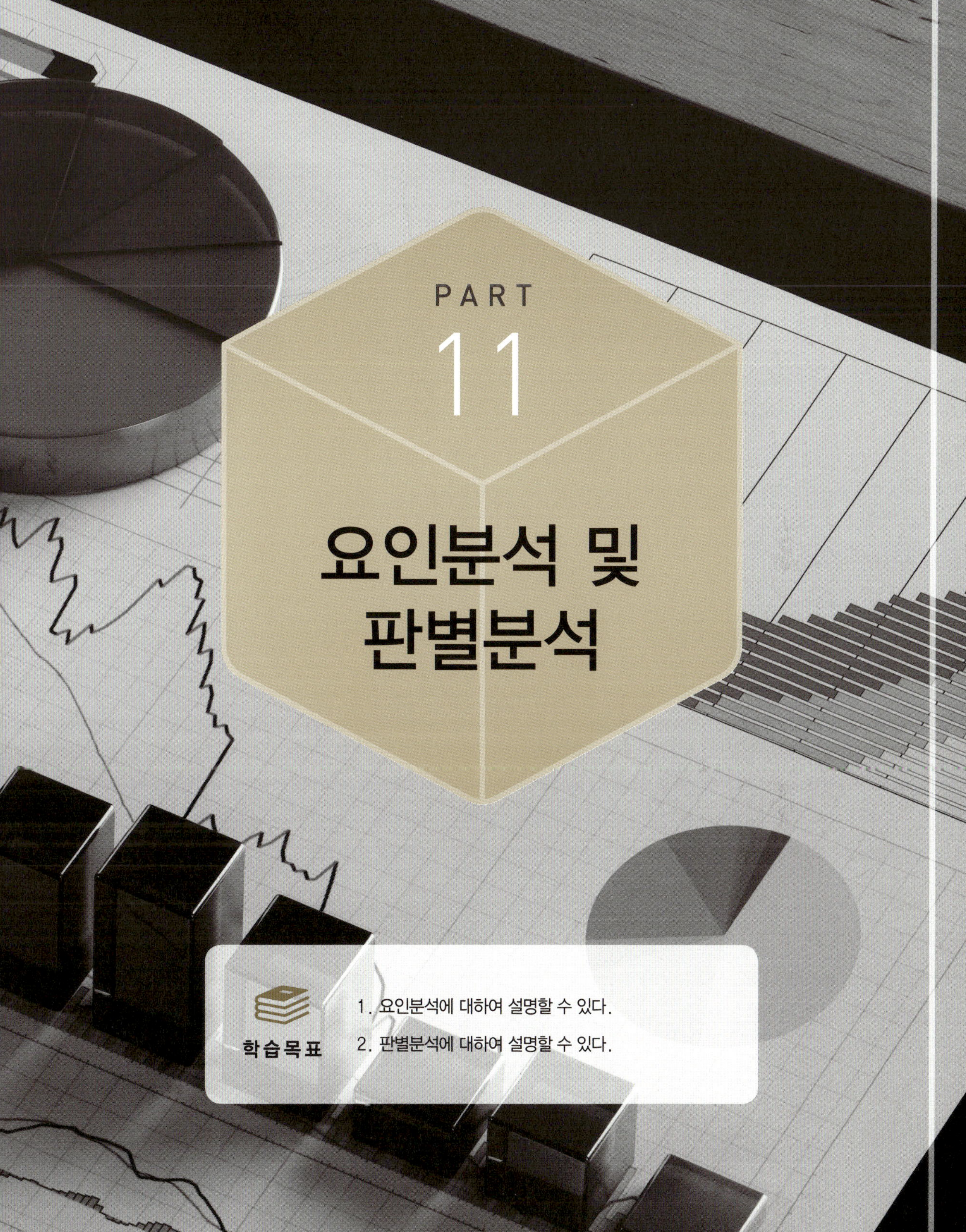

학습목표

1. 요인분석에 대하여 설명할 수 있다.
2. 판별분석에 대하여 설명할 수 있다.

1. 요인분석

요인분석(factor analysis)은 많은 변수들 간의 상호 관련성(interdependence)을 몇 개의 공통 요인(factor)으로 묶음으로써 복잡성을 줄이고 정보를 요약하기 위한 통계적 분석 방법이다. 즉, 어떤 집단의 특성을 나타내는 변수가 여러 개 있으면 이들 사이에 어느 정도의 상관관계가 있는 것이 보통이다. 여기서 전체 변수에 공통적인 인자(因子)가 있다고 가정하고, 이 인자를 찾아내어 각 변수가 어느 정도 영향을 받고 있는지 그 정도를 산출하고 그 집단을 대표할 수 있는 새로운 요인들을 기술하려고 하는 통계적 분석 방법이 요인분석이다. 변수의 척도는 등간척도 또는 비(율)척도이어야 하고 표본 수가 500개 이하일 경우 가능한 한 사용하지 않는 것이 좋으며, 표본 수는 100개 이상 되는 것이 바람직하다.

요인분석은 여러 개의 변수들에 내재된 정보를 이용하여 요인을 보다 적은 수로 압축·요약하는 데 목적이 있다. 일반적인 요인분석의 목적은 다음과 같다.

① 변수들을 축소한다. 여러 개의 관련 있는 변수들이 하나의 요인으로 묶여짐으로써 많은 변수들이 적은 수의 요인으로 줄어들게 된다.

② 불필요한 변수들을 제거한다. 요인에 포함되지 않거나 포함되더라도 중요도가 낮은 변수를 찾을 수 있으므로 불필요한 변수가 제거된다.

③ 변수들의 특성을 파악한다. 관련된 변수들이 묶여져 요인을 이루고, 이들 요인들은 상호 독립적인 특성을 가지게 되므로 변수들의 특성을 알 수 있다.

④ 측정 항목의 타당성을 평가한다. 하나의 특성을 측정하기 위해 관측된 변수들은 하나의 요인으로 묶인다. 따라서 이와 같은 특성을 이용하여 묶이지 않는 변수는 다른 특성을 가진다고 판단한다. 이것으로 그 특성의 측정 항목이 타당한가를 평가할 수 있다.

⑤ 요인분석을 통하여 얻어지는 요인 점수를 이용하여 회귀분석, 판별분석 및 군집분석 등에 적용할 수 있다.

또한 요인분석의 원리는 다음의 4가지로 구분할 수 있다.

① 모든 변수들에 대한 상관행렬을 구한다.

② 각각의 요인을 추출한다.

③ 보다 나은 해석을 위해 요인들을 회전시킨다.

④ 각 응답자에 대한 요인들의 점수를 산출한다.

요인분석이 사용되는 경우는 구체적으로 다음과 같이 정리할 수 있다.

① 여러 개의 변수로 측정된 자료를 변수들 간의 공분산 및 상관관계를 이용하여 이해하기 쉬운 형태의 변수로 축소하는 데 사용된다.

② 타당성 검정의 일부로 사용된다.

③ 어떤 개념이나 현상에 대해 여러 항목으로 측정하였을 때 과연 각 변수들을 모두 동일한 개념으로 측정하였는가를 확인하는 데 사용된다.

④ 측정한 개념의 타당성을 저해하는 변수들을 추출하는 데 사용된다.

⑤ 중요도가 낮은 변수를 제거하는 데 사용된다.

그리고 요인분석을 하기 위해서는 요인의 수를 정해야 하는데, 요인 수를 결정하는 방법들에는 다음과 같은 것들이 있다.

① 고유치를 이용하며 '1'을 기준으로 한다. 여기서 고유치란 요인이 설명해 주는 분산량을 뜻하는 것이다. 즉, 고유치 1 이상이라는 것은 요인이 1개 이상의 변수를 축약하고 있다는 의미이다.

② 일반적으로 총분산의 60% 정도를 설명해 주는 요인까지 설정한다.

③ 연구자가 사전에 요인 수를 결정한다.

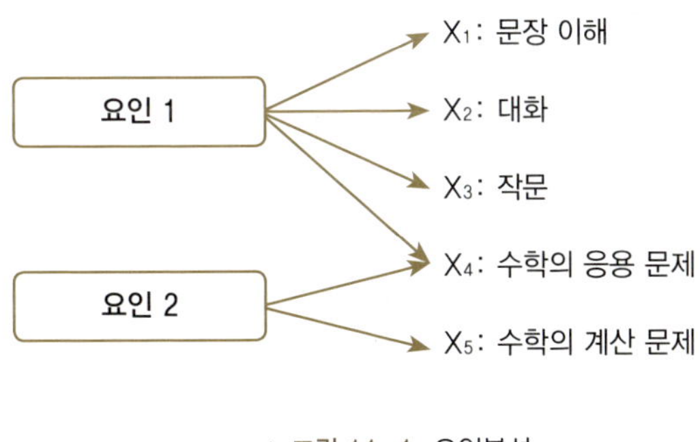

▲ 그림 11-1 요인분석

1) SPSS를 이용한 요인분석

SPSS 프로그램을 이용하여 '진료 만족도에 영향을 미치는 요인'들을 알아보기 위해 다중 회귀분석을 하는 과정은 다음과 같다.

① 주 메뉴에서 분석(A) → 데이터 축소(D) → 요인분석(F)의 순서대로 클릭을 하면 [그림 11-2]와 같이 요인분석 대화상자가 나타난다.

② [그림 11-2]에서 [그림 11-3]과 같이 분석할 변수 '교통편의성'~'진료비'를 선정한 후 [▶]를 클릭하여 오른쪽의 변수(V) 상자로 이동시킨다.

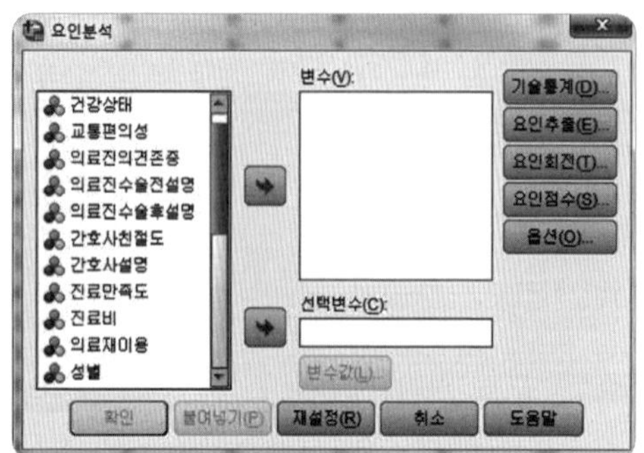

▲ 그림 11-2 요인분석 대화상자

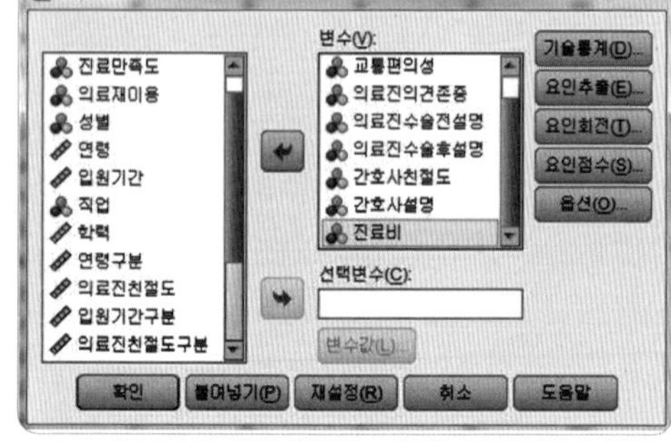

▲ 그림 11-3 분석 대상 변수의 선정

③ [그림 11-3]에서 요인회전(T)을 클릭하여 [그림 11-4]와 같이 베리멕스(V), 회전 해법(R)을 선정한 후 계속을 누른다. 요인의 수를 지정하고 싶으면 [그림 11-3]에서 요인추출(E)을 클릭하여 지정하면 된다.

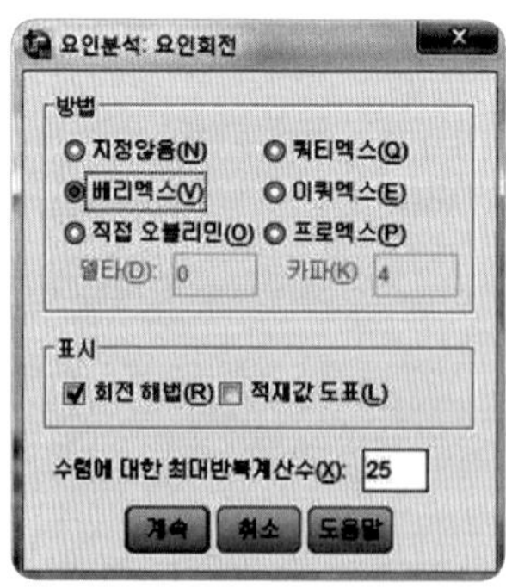

▲ 그림 11-4 요인회전 대화상자

④ [그림 11-3]에서 확인을 누르면 [표 11-1]과 같이 요인분석의 결과가 나타난다.

▼ 표 11-1 요인분석의 결과

공통성

	초기	추출
건강상태	1.000	.728
교통편의성	1.000	.623
의료진의견존중	1.000	.620
의료진수술전설명	1.000	.607
의료진수술후설명	1.000	.626
간호사친절도	1.000	.517
간호사설명	1.000	.716
진료비	1.000	.839

추출 방법: 주성분 분석.

설명된 총분산

성분	초기 고유값			추출 제곱합 적재값			회전 제곱합 적재값		
	전체	% 분산	% 누적	전체	% 분산	% 누적	전체	% 분산	% 누적
1	3.088	38.601	38.601	3.088	38.601	38.601	2.980	37.246	37.246
2	1.148	14.353	52.953	1.148	14.353	52.953	1.212	15.146	52.392
3	1.039	12.986	65.939	1.039	12.986	65.939	1.084	13.547	65.939
4	.843	10.533	76.472						
5	.771	9.638	88.110						
6	.502	6.275	92.385						
7	.328	4.105	96.490						
8	.281	3.510	100.000						

추출 방법: 주성분 분석.

성분행렬[a]

	성분		
	1	2	3
건강상태	−.267	−493	.643
교통편의성	.259	.741	−.082
의료진의견존중	.786	.019	−.043
의료진수술전설명	.734	−.243	−.092
의료진수술후설명	.766	−.182	.077
간호사친절도	.719	−.011	.022
간호사설명	.824	−.077	.175
진료비	.099	.508	.756

요인추출 방법: 주성분 분석.
a. 추출된 3 성분

회전된 성분행렬[a]

	성분		
	1	2	3
건강상태	−.103	−.814	.234
교통편의성	.080	.694	.367
의료진의견존중	.757	.216	.032
의료진수술전설명	.762	.023	−.161
의료진수술후설명	.791	−.016	.015
간호사친절도	.702	.141	.063
간호사설명	.831	.026	.159
진료비	.035	.001	.915

요인추출 방법: 주성분 분석.
회전 방법: Kaiser 정규화가 있는 베리멕스.
a. 4 반복계산에서 요인회전이 수렴되었습니다.

⑤ [표 11-1]의 설명된 총분산에서 초기 고유값 전체가 1.0 이상인 성분을 보면 3개의 요인으로 묶여진 것을 알 수 있다. 논문 표 작성 시에는 여기에서 회전 제곱합 적재값의 전체(고유값), % 분산, % 누적을 이용하고 회전된 성분행렬[a]에서 행렬성분값을 모두 이용하면 된다.

2) 논문 표 작성 및 설명

'진료 만족도' 8문항에 대해 요인을 추출하기 위해 요인분석을 실시하여 적재치가 0.4 이상인 3가지 요인을 추출하였고, 추출된 요인을 다시 Varimax회전시켰다. 선별된 3개 요인은 [표 11-2]와 같다.

요인 1은 5문항으로 묶어졌고, 변수명을 '의료진 친절도'라 하였다. 요인 2는 2문항으로 묶어졌으며, 변수명을 '건강 상태 및 교통 편의성'이라 하였다. 요인 3은 1문항으로 묶어졌고, 변수명을 '진료비'로 하였다.

▼ 표 11-2 진료 만족도에 관한 요인 행렬표

항목 내용	요인 1	요인 2	요인 3
	의료진 친절도	건강 상태 및 교통 편의성	진료비
건강 상태		-.814	
교통 편의성		.694	
의료진 의견 존중	.757		
의료진 수술 전 설명	.762		
의료진 수술 후 설명	.791		
간호사 친절도	.702		
간호사 설명	.831		
진료비			.915
고유값	2.980	1.212	1.084
분산율(%)	37.246	15.146	13.547
누적 분산율(%)	37.246	52.392	65.939

TIP

- 요인분석을 흔히 타당성 검정이라 하는데, 타당성 검정 후에는 하나의 요인으로 묶인 변수들을 가지고 신뢰성 검정을 하여야 한다. 신뢰성 검정에 사용되는 변수의 수는 2개 이상이어야 한다.

2. 판별분석

판별분석(discriminant analysis)은 피셔(Fisher)가 개발한 계량적으로 측정된 독립변수(등간척도 또는 비척도)들을 이용하여 명목척도로 된 종속변수를 분류하는 방법이다. 이 분석 방법은 등간척도나 비(율)척도(메트릭)로 측정된 독립변수를 이용해 명목척도 또는 서열척도(난메트릭)로 측정된 종속변수를 분류하는 데 사용된다. 판별분석의 목적은 다음과 같다.

① 각 대상들의 소속 집단을 파악하여 주는 판별식을 찾아낸다.

② 대상들을 집단으로 분류하는 데 의미 있는 독립변수들이 어떠한 것인가를 알려 준다.

③ 각 집단들 간에 의미 있는 차이가 있는가를 알려 준다.

④ 판별식을 이용하여 새로운 한 대상을 어느 집단으로 분류할 것인가를 예측한다.

이때 독립변수들이 다변량 정규분포를 하는 경우에는 판별분석이 유용하며, 독립변수가 명목척도 또는 서열척도와 같은 정성적인 척도와 등간척도 또는 비(율)척도가 섞여 있으면서 변수들이 다변량 정규분포를 한다는 가정이 불명확할 때는 로지스틱 회귀분석을 사용하는 것이 좋다. 즉, 로지스틱 회귀분석은 판별분석을 사용하는 것과 마찬가지로 두 집단 이상의 표본에 대해 각 표본이 속하는 집단을 구분하거나, 집단을 구분하는 식에서 어느 변수가 중요한지를 찾아내는 데 사용된다.

판별분석의 가설에는 2가지가 있다. 첫 번째는 귀무가설로, 2개 또는 그 이상의 집단의 평균이 동일하다는 가설이다. 두 번째는 대립가설로, 2개 또는 그 이상의 집단의 평균이 동일하지 않다는 가설이다.

1) SPSS를 이용한 판별분석

SPSS 프로그램을 이용하여 '의료 재이용 결정에 영향을 미치는 요인'들이 어떠한 것인지를 알아보기 판별분석을 하는 과정은 다음과 같다. 여기서 주의할 것은 종속변수인 '의료 재이용' 의사에서 '모르겠다'라고 답한 집단을 삭제하고(PART 04 SPSS 사용법 참조) '의료 재이용' 의사가 '있다(1)'와 '없다(2)'만을 분석 대상으로 해야 한다는 점이다.

① 주 메뉴에서 분석(A) → 분류분석(Y) → 판별분석(D)의 순서대로 클릭을 하면 [그림 11-5]와 같이 판별분석 대화상자가 나타난다.

② [그림 11-5]에서 [그림 11-6]과 같이 분석할 변수 '의료재이용'를 선정한 후 [▶]를 클릭하여 오른쪽의 집단변수(G)로 이동시킨다. 다음 변수 '건강상태'~'진료비'를 선정한 후 [▶]를 클릭하여 오른쪽의 독립변수(I) 상자로 이동시킨다.

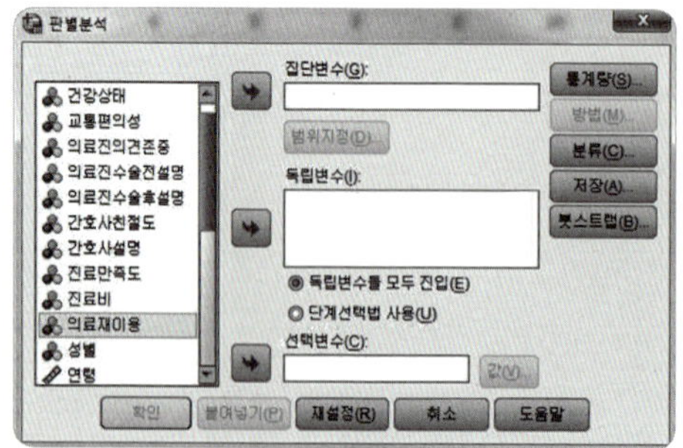

▲ 그림 11-5 판별분석 대화상자

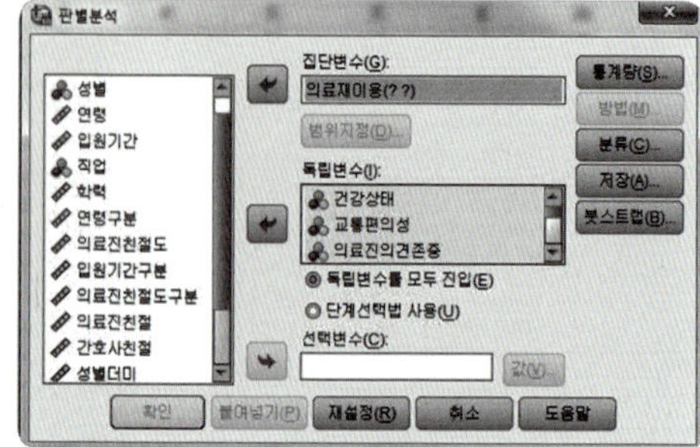

▲ 그림 11-6 분석 대상 변수의 선정

③ [그림 11-6]에서 집단변수(G) 상자 내의 의료재이용(? ?)을 선택하면 [그림 11-7]과 같이 범위지정(D)이 활성화된다.

④ [그림 11-7]에서 범위지정(D)을 클릭하면 [그림 11-8]과 같이 범위지정 대화상자가 나타난다. 여기서 '의료재이용'의 최소값(N)을 '1'로 지정해 주고, 최대값(X)을 '2'로 지정해 준다. 다음 계속을 누른다. 본 분석에서는 '의료재이용'의 변수값이 '1'과 '2'로 입력되어 있다.

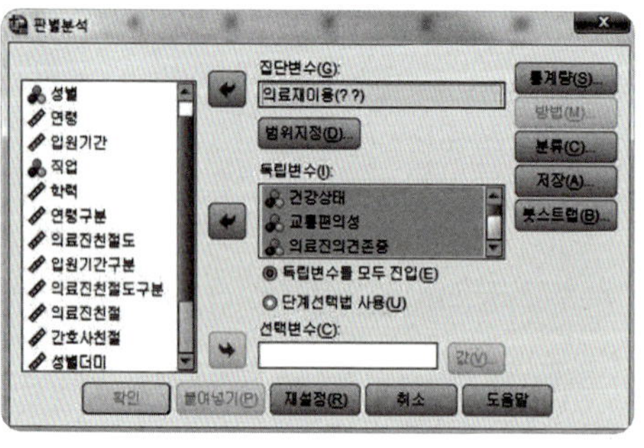

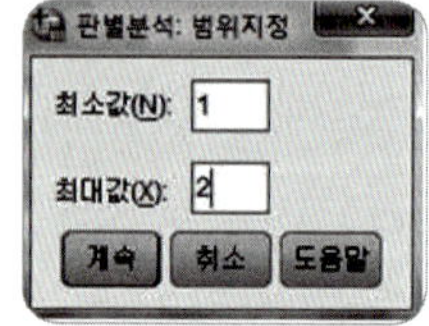

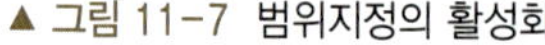

▲ 그림 11-7 범위지정의 활성화

▲ 그림 11-8 최소값과 최대값의 입력

⑤ 범위지정 대화상자에서 최소값과 최대값을 입력하면 [그림 11-9]와 같이 판별분석 대화상자에 범위가 지정되어 나타난다.

⑥ [그림 11-9]에서 통계량(S)을 클릭하면 [그림 11-10]과 같이 통계량 대화상자가 나타난다. 여기서 기술통계의 평균(M), 일변량분산분석(A), Box의 M(B)을 선택하고 함수의 계수에서 Fisher의 방법(F), 비표준화(U)를 선택한다. 행렬에서는 개별-집단 공분산행렬(E), 전체 공분산(T)을 선택한 후 계속을 누른다.

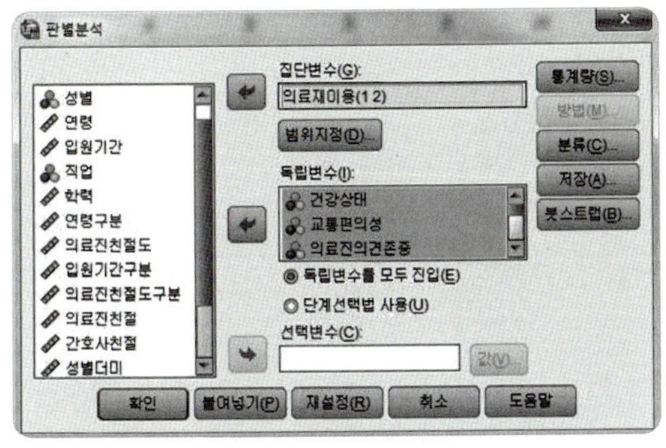

▲ 그림 11-9 범위지정이 입력된 판별분석 대화상자

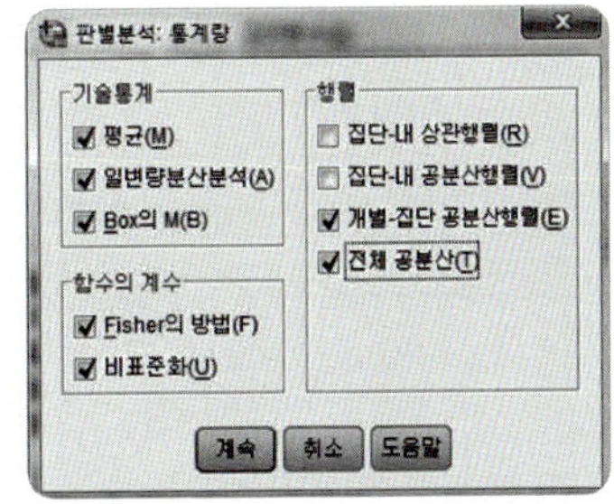

▲ 그림 11-10 통계량 대화상자

⑦ [그림 11-9]에서 분류(C)를 클릭하면 [그림 11-11]과 같이 분류 대화상자가 나타난다. 여기에서 사전확률의 모든 집단이 동일(A)을 선택하고 표시에서 요약표(U)를 선택한다. 공분산 행렬 사용에서 집단-내(W)를 선택하고 도표에서 개별-집단(S)을 선택한 후 계속을 누른다.

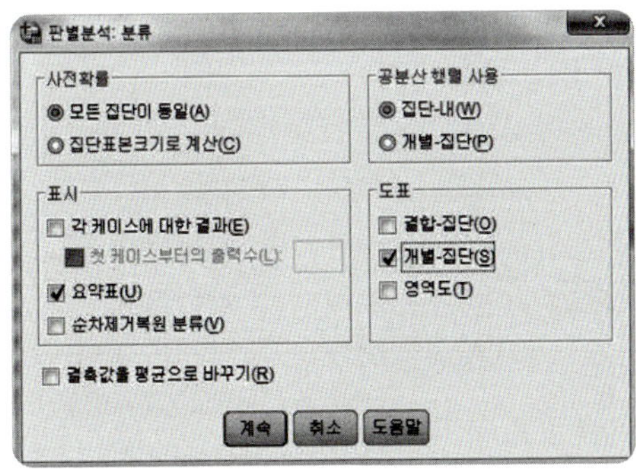

▲ 그림 11-11 분류 대화상자

⑧ [그림 11-9]에서 확인을 누르면 [표 11-3]과 같이 판별분석의 결과가 나타난다.

▼ 표 11-3 판별분석의 결과

집단평균의 동질성에 대한 검정

	Wilks 람다	F	자유도1	자유도2	유의확률
건강상태	.994	.721	1	120	.397
교통편의성	.986	1.762	1	120	.187
의료진의견존중	.844	22.114	1	120	.000
의료진수술전설명	.922	10.104	1	120	.002
의료진수술후설명	.831	24.333	1	120	.000
간호사친절도	.905	12.573	1	120	.001
간호사설명	.831	24.490	1	120	.000
진료만족도	.756	38.689	1	120	.000
진료비	.938	7.948	1	120	.006

정준 판별함수의 요약

고유값

함수	고유값	분산의 %	누적 %	정준 상관
1	.475[a]	100.0	100.0	.567

a. 첫 번째 1 정준 판별함수가 분석에 사용되었습니다.

Wilks의 람다

함수의 검정	Wilks의 람다	카이제곱	자유도	유의확률
1	.678	44.871	9	.000

표준화 정준 판별함수 계수

	함수
	1
건강상태	-.038
교통편의성	-.015
의료진의견존중	.166
의료진수술전설명	-.158
의료진수술후설명	.410
간호사친절도	.181
간호사설명	.118
진료만족도	.544
진료비	.222

구조행렬

	함수
	1
진료만족도	.824
간호사설명	.656
의료진수술후설명	.654
의료진의견존중	.623
간호사친절도	.470
의료진수술전설명	.421
진료비	.374
교통편의성	.176
건강상태	-.113

판별변수와 표준화 정준 판별함수 간의 집단-내 통합 상관행렬.
변수는 함수내 상관행렬의 절대값 크기순으로 정렬되어 있습니다.

정준 판별함수 계수

	함수
	1
건강상태	-.037
교통편의성	-.014
의료진의견존중	.177
의료진수술전설명	-.183
의료진수술후설명	.547
간호사친절도	.201
간호사설명	.131
진료만족도	.743
진료비	.303
(상수)	-6.451

표준화하지 않은 계수

함수의 집단중심점

	함수
의료재이용	1
이용하겠다	.321
이용하지 않겠다	-1.457

표준화하지 않은 정준 판별함수가 집단 평균에 대해 계산되었습니다.

분류 통계량

분류 처리 요약

처리		122
제외	집단 코드가 누락되었거나 범위를 벗어남	0
	누락된 판별변수가 적어도 하나 이상 있음	0
출력시 사용됨		122

집단에 대한 사전확률

		분석에 사용된 케이스	
의료재이용	사전확률	가중되지 않음	가중됨
이용하겠다	.500	100	100.000
이용하지 않겠다	.500	22	22.000
합계	1.000	122	122.000

분류 함수 계수

	의료재이용	
	이용하겠다	이용하지 않겠다
건강상태	3.719	3.785
교통편의성	3.113	3.138
의료진의견존중	.424	.110
의료진수술전설명	2.323	2.648
의료진수술후설명	4.130	3.157
간호사친절도	4.942	4.585
간호사설명	-1.910	-2.144
진료만족도	3.010	1.688
진료비	2.657	2.119
(상수)	-38.762	-28.306

Fisher의 선형 판별함수

분류결과[a]

			예측 소속집단		전체
		의료재이용	이용하겠다	이용하지 않겠다	
원래값	빈도	이용하겠다	80	20	100
		이용하지 않겠다	6	16	22
	%	이용하겠다	80.0	20.0	100.0
		이용하지 않겠다	27.3	72.7	100.0

a. 원래의 집단 케이스 중 78.7%이(가) 올바로 분류되었습니다.

⑨ 논문 표 작성 시에는 [표 11-3]에서 집단평균의 동질성에 대한 검정, Wilks의 람다, 표준화 정준 판별함수 계수, 구조행렬, 함수의 집단중심점, 분류 함수 계수, 분류결과[a]를 이용하면 된다.

2) 논문 표 작성 및 설명

(1) 의료 재이용 결정에 대한 다변량 검증

'의료 재이용' 결정과 관련이 있는 9개 변수들을 판별분석을 한 결과 [표 11-4]와 같이 '의료진 의견 존중', '의료진 수술 전 설명', '의료진 수술 후 설명', '간호사 친절도', '간호사 설명', '진료 만족도', '진료비'가 '의료 재이용'을 결정을 판별 짓는 유의한 변수였다.

▼ 표 11-4 의료 재이용 결정에 대한 다변량 검증

변수	Wilks 람다	F	sig
건강 상태	0.994	0.72	0.3974
교통 편의성	0.986	1.76	0.1869
의료진 의견 존중	0.844	22.11	0.0001
의료진 수술 전 설명	0.922	10.10	0.0019
의료진 수술 후 설명	0.831	24.33	0.0001
간호사 친절도	0.905	12.57	0.0006
간호사 설명	0.831	24.49	0.0001
진료 만족도	0.756	38.69	0.0001
진료비	0.938	7.95	0.0056

Wilks' Lambda 0.678, $\chi^2=44.871$, sig=0.000

(2) 의료 재이용 결정에 영향을 미치는 요인의 유의성 평가

'의료 재이용 결정에 영향을 미치는 요인'의 유의성 평가를 정리한 [표 11-5]에서 각 변수에 대한 상관관계를 보면, '진료 만족도,' '간호사 설명', '의료진 수술 후 설명', '의료진 의견 존중' 순으로 '의료 재이용'을 구분하는 데 더 유용하다고 볼 수 있다. 전체 표본에 표준화된 정준계수를 볼 경우에도 '진료 만족도', '의료진 수술 후 설명', '진료비'가 중요한 변수였다. 이를 식으로 표현하면 다음과 같다.

$$판별점수 = -0.038(X_1) - 0.015(X_2) + 0.167(X_3) \cdots + 0.222(X_9)$$

정준 판별식을 통한 각 집단 간의 중심값은 '의료 재이용 있다'는 0.321, '의료 재이용 없다'는 −1.457였다.

▼ 표 11-5 의료 재이용에 영향을 미치는 요인의 유의성 평가

변수	상관계수	표준화된 정준계수	중심값
건강 상태(X_1)	−0.113	−0.038	의료 재이용 있다 0.321 의료 재이용 없다 −1.457
교통 편의성(X_2)	0.176	−0.015	
의료진 의견 존중(X_3)	0.623	0.166	
의료진 수술 전 설명(X_4)	0.421	−0.158	
의료진 수술 후 설명(X_5)	0.654	0.410	
간호사 친절도(X_6)	0.470	0.181	
간호사 설명(X_7)	0.656	0.118	
진료만 족도(X_8)	0.824	0.544	
진료비(X_9)	0.374	0.222	

(3) 의료 재이용 결정의 판별함수

'의료 재이용' 결정의 판별함수를 나타낸 [표 11-6]을 이용하여 피셔 판별식(Fisher discriminant function)으로 나타내면 다음과 같다.

$$Z = (3.719 - 3.785)X_1 + (3.113 - 3.138)X_2 + \cdots + (2.657 - 2.119)X_9$$

판별점수(cutting score) = −38.762 − (−28.306) = −10.456으로, 위 식에서 계산된 결과가 이 값보다 작으면 '의료 재이용'이 없는 집단으로 분류되고 이 값보다 크면 '의료 재이용'이 있는 집단으로 분류된다. 즉, 다음과 같이 정리할 수 있다.

$Z \leq -10.456$ → '의료 재이용'이 없는 집단으로 분류한다.

$Z \geq -10.456$ → '의료 재이용'이 있는 집단으로 분류한다.

▼ 표 11-6 의료 재이용 결정의 판별함수

변수	있다	없다
건강 상태(X_1)	3.719	3.785
교통 편의성(X_2)	3.113	3.138
의료진 의견 존중(X_3)	.424	.110
의료진 수술 전 설명(X_4)	2.323	2.648
의료진 수술 후 설명(X_5)	4.130	3.157
간호사 친절도(X_6)	4.942	4.585
간호사 설명(X_7)	−1.910	−2.144
진료 만족도(X_8)	3.010	1.688
진료비(X_9)	2.657	2.119
상수	−38.762	−28.306

(4) 의료 재이용 결정의 검증 표본에 대한 판별 요령의 예측력

검증 표본에 의한 판별모형의 예측력을 알아 본 결과 [표 11-7]과 같이 '의료 재이용'이 '있다'라고 응답한 100명 중 80명(80.0%)은 판별함수에 의해서 '있다'의 집단으로 올바르게 분류되었고, 나머지 20명(20.0%)만이 '없다'의 집단으로 잘못 분류되었다. '의료 재이용'이 '없다'라고 응답한 22명 중 16명(72.7%)은 판별함수에 의해서 '없다'의 집단으로 올바르게 분류되었고 나머지 6명(27.3%)만이 '있다'의 집단으로 잘못 분류되었다.

전체적으로는 예측 적중률(hit-ratio, 정확히 분류된 표본의 수/전체 집단의 표본의 수)이 78.7% [(80+16)/122]가 되었다.

▼ 표 11-7 의료 재이용 결정의 검증 표본에 대한 판별 요령의 예측력

		예측 소속 집단		표본 수
		있다	없다	
판별 함수	있다	80	20	100
		80.0%	20.0%	100.0%
	없다	6	16	22
		27.3%	72.7%	100.0%
예측 적중율 78.7%				

PART 11
연습문제

01 요인분석에 대하여 기술하시오.

02 요인분석의 용도에 대하여 설명하시오.

03 판별분석에 대하여 기술하시오.

04 판별분석의 목적을 4가지로 요약하여 설명하시오.

해답

01 요인분석(factor analysis)은 많은 변수들 간의 상호 관련성(interdependence)을 몇 개의 공통 요인(factor)으로 묶음으로써 복잡성을 줄이고 정보를 요약하기 위한 통계적 분석 방법이다.

02 요인분석은 주로 다음과 같은 용도로 이용된다.

- 여러 개의 변수로 측정된 자료를 변수들 간의 공분산 및 상관관계를 이용하여 이해하기 쉬운 형태의 변수로 축소하는 데 이용된다.
- 타당성 검정의 일부로 이용된다.
- 측정 개념의 타당성을 저해하는 변수들을 추출하는 데 이용된다.
- 중요도가 낮은 변수를 제거하고자 할 때 이용된다.

03 판별분석(discriminant analysis)은 계량적으로 측정된 독립변수(등간척도 또는 비척도)들을 이용하여 명목척도로 된 종속변수를 분류하는 방법이다.

04 판별분석은 주로 다음과 같은 용도로 이용된다.

- 각 대상들의 소속 집단을 파악하여 주는 판별식을 찾아낸다.
- 대상들을 집단으로 분류하는 데 의미 있는 독립변수들이 어떠한 것인가를 알려 준다.
- 각 집단들 간에 의미 있는 차이가 있는가를 알려 준다.
- 판별식을 이용하여 새로운 한 대상을 어느 집단으로 분류할 것인가를 예측한다.

메모

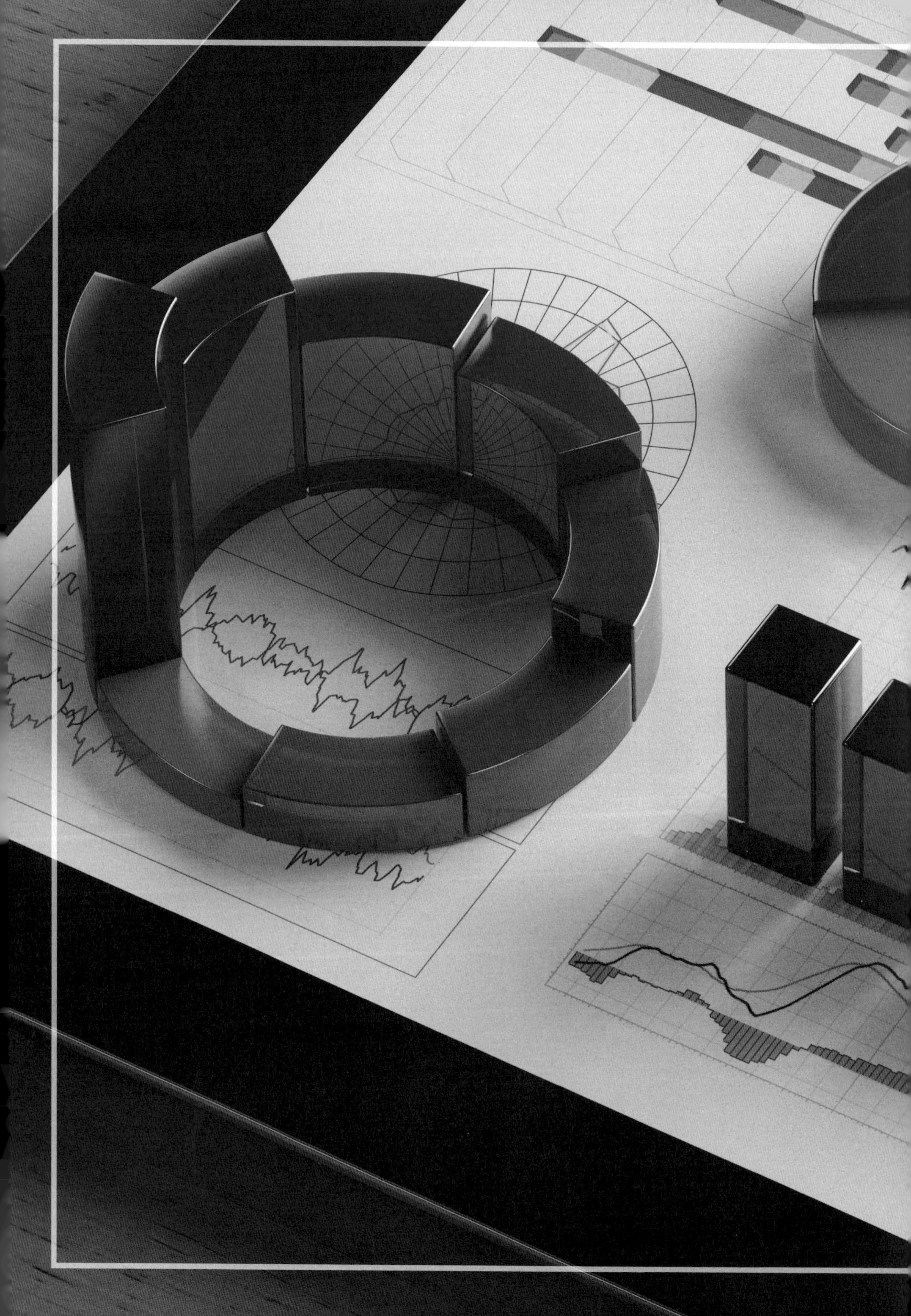

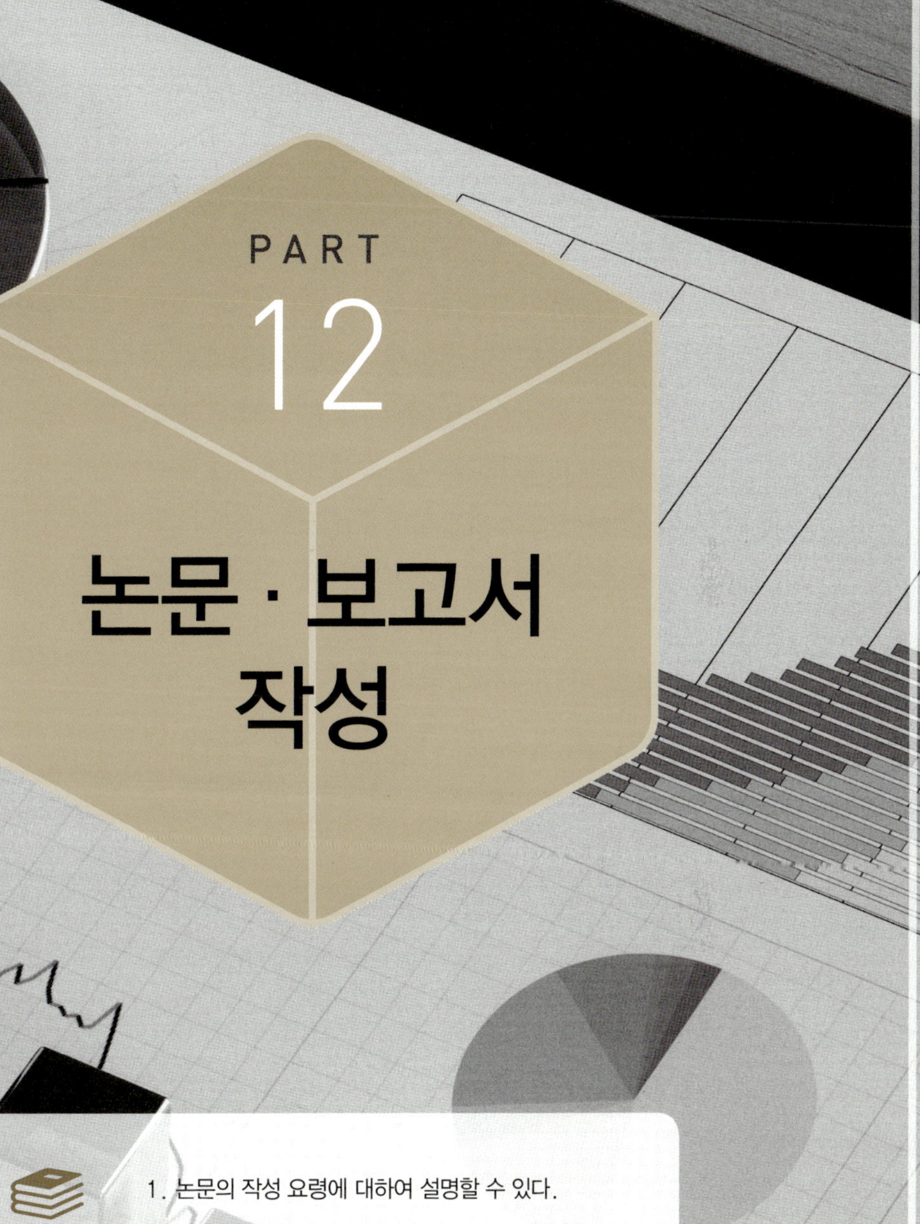

PART 12

논문 · 보고서 작성

학습목표

1. 논문의 작성 요령에 대하여 설명할 수 있다.
2. 논문의 구성에 대하여 설명할 수 있다.
3. 연구보고서의 평가 기준에 대하여 설명할 수 있다.

1. 논문·보고서의 작성 요령

어떠한 문제나 관심사 등에 대하여 연구를 수행한 후 그 결과를 다른 사람 혹은 대중에게 전달해야 되는 경우가 많다. 이 경우 잘 만들어진 연구 결과를 일목요연하게 편집하여 제출하여야만 효과적인 의사소통을 할 수 있다.

이러한 조건을 충족하기 위해서는 논문이나 보고서를 작성할 때 다음과 같은 4가지 요건을 지켜야만 한다.

① **완벽성**: 연구 내용을 대중에게 발표하기 위해서는 이용할 사람(대중 혹은 정보 이용자)이 원하는 정보를 사용하기 쉬운 형태로 설명해야 한다.

② **정확성**: 연구에 있어서 정확성은 생명이다. 수집된 자료, 자료 처리 과정, 자료 분석 과정 등이 정확해야 수행되어야 하고 또 정확하게 기술되어야 한다.

③ **명확성**: 일반 대중들도 쉽게 읽을 수 있도록 논리적이고 명확하게 기술해야 한다.

④ **간결성**: 한 문장은 하나의 주제로 이해하기 쉽게 가능한 단문으로 간결하게 서술한다.

2. 논문의 구성

보고서인 경우나 연구논문이라 하더라도 연구 목적에 따라 달라질 수 있지만, 연구논문은 대체로 다음과 같은 내용으로 구성되어야 한다.

Ⅰ. 서론

1. 연구의 배경 및 필요성
2. 연구의 목적

Ⅱ. 이론적 배경

Ⅲ. 연구 방법

1. 연구 대상 및 기간
2. 조사 방법
3. 연구 도구와 내용
4. 자료 분석 방법

(계속)

Ⅳ. 연구 결과 및 고찰

Ⅴ. 요약 및 결론

참고문헌
국문초록 & 영문초록(abstract)
설문지
표 목차
그림 목차

1) 제목

제목만 보고도 연구에 대한 핵심적인 내용이 전달되어야 한다. 제목은 종속변수와 독립변수의 관계에 대한 설명을 기준으로 하여 설정하는 것이 좋다. 예를 들면, "고혈압 환자의 치료 순응도에 영향을 미치는 요인"이라는 제목은 '치료 순응도'라는 종속변수에 어떤 요인들이 영향을 미치는가를 규명하는 연구임을 알게 해 준다.

2) 서론

서론에서는 연구 분야에 대한 배경이나 이유 등에 대한 일반적인 내용을 기술한다. 그리고 연구의 목적이나 연구 가설 등을 제시한다.

예시 **'노인전문병원 입원 환자 가족의 부양부담의 정도에 관한 연구'의 서론**

부양 가족들이 경험하는 부담감은 환자를 돌보면서 지각되는 어려움의 정도(Zarit, 1986)로서 환자를 돌보면서 알게 되는 전반적으로 고통스럽고 어려운 부정적 반응(Kosberg, 1990)인 가족의 심리적 반응으로 정의된다. 이러한 부담감이 축적되면 생에 대한 의욕 상실과 삶의 만족감을 저하시켜 질적인 삶을 영위할 수 없게 만든다(유양경, 1997; George & Gwyther, 1986). 이러한 가족의 부양부담감은 부양자의 삶에 큰 영향을 미칠 뿐만 아니라 결국 환자에게까지 영향을 미치게 되므로 환자 간호에 있어서 가족의 문제는 간과될 수 없다.

노인 환자를 돌보면서 느끼는 부담감 정도에 관한 선행 연구를 살펴보면, 만성 질환자 가족의 부담감과 우울(김성화, 1995), 뇌졸중 환자 가족의 부담감과 역할 스트레스(남미숙, 1998), 노

(계속)

인 입원 환자 가족원이 인지한 부담감 정도에 관한 연구(이숙자, 1993), 만성 입원 환자 가족원의 부담감(이영신, 1993), 한국 치매노인 가족의 부양부담 사정에 관한 연구(권중돈, 1994), 치매노인 가족의 갈등 요인 분석(최미경, 1995) 등 가족의 부담감 정도에 관한 연구는 있지만, 최근 급증하고 있는 노인전문병원 입원 후의 부양부담감 정도에 관한 연구는 부족한 실정이다.

이에 이 연구에서는 노인전문병원에 입원한 환자 가족들을 대상으로 입원 전·후의 부담감 정도와 노인전문병원에 대한 만족도를 살펴봄으로 노인전문병원의 활성화와 가족원의 부양부담을 경감할 수 있는 정책 대안의 수립에 필요한 기초 자료를 제시하고자 한다.

3) 이론적 배경(선행 연구, 문헌 고찰)

이론적 배경은 일반 보고서에서는 필요 없는 부분일 수 있지만, 학위논문에서는 반드시 필요하다. 선행 연구에 대해 설명할 때에는 연구의 주제와 관련된 기존의 논문들이 어떤 경향이나 결과를 보여 주는가를 기술해야 한다.

예시 **'노인전문병원 입원 환자 가족의 부양부담의 정도에 관한 연구'의 이론적 배경**

한 가족원의 질병으로 인한 가족의 위기 상황에 대한 반응은 정서적·심리적·사회적으로 다양하며 가족마다 차이가 있어서 어떤 가족은 위기를 쉽게 잘 넘기고 어떤 가족에게는 지속적인 정서 불안, 우울, 긴장 등이 큰 문제로 대두된다. 이로 인하여 가족 전체의 위기가 계속되거나 역할이 크게 위협을 받게 되는 수가 있다(이영신, 1993).

Printz-Feddersion(1990)의 연구에서는 고학력, 고수입, 적절한 신체 상태인 경우 가족의 부담감이 적다는 것을 보여 주고 있으며, 가족 기능의 정상 여부에 따라 가족원이 질환에 걸렸을 때 대응하는 데 차이가 있을 것이라고 주장하고 있다.

4) 연구 방법

연구 방법의 선정은 연구 목적을 달성하기 위한 여러 가지 방법들의 선택 과정이다. 따라서 상세하고 정확하게 설명하여 다른 사람들도 해당 연구를 똑같이 반복할 수 있도록 해야 한다. 주로 기술할 내용은 연구 대상 및 기간, 조사 방법, 연구 도구와 내용, 자료 분석 방법 등이며, 해당 내용들을 정확하고 상세하게 기술하되, 연구 목적에 맞게 서술해야 한다.

5) 연구 결과 및 고찰

연구 결과가 단순할 경우 결과와 고찰을 장을 달리하여 설명하는 것이 좋다. 그러나 주로 학위논문의 경우 연구 결과가 많기 때문에 결과와 고찰을 함께 제시해도 무방하다.

예시 **'노인전문병원 입원 환자 가족의 부양부담의 정도에 관한 연구'의 연구 결과 및 고찰**

사회적 활동 제한 부담감 차이는 입원 전 2.82점, 입원 후 2.19점으로 입원 후에 사회적 활동 제한 부담감이 낮아졌다($p < 0.001$). 송인숙(1988)의 연구에서는 '나를 위한 시간이 없다', '자신을 위한 취미와 휴식 시간이 부족하다' 등의 이유로 부담감이 높다고 하였다. 이는 노인 간병으로 인해 부담감이 높았으나 입원함으로 인해 부양에서 벗어날 수 있으므로 부양부담감이 줄어든 것이라 사료된다.

노인-주부양자의 부정적 변화 부담감 차이는 입원 전 2.77점, 입원 후 2.44점으로, 입원 후에 노인-주부양자의 부정적 변화 부담감이 낮아졌다($p < 0.001$). Barusch(1988)는 부양자들이 치매노인과의 관계에서 경험하는 부정적 변화는 말다툼을 하는 경우가 많아지고, 치매노인 부양에 대한 감사의 표시를 하지 않는 태도에 불만을 느끼고, 필요 이상으로 부양자에게 의존하고 기대하며, 치매노인 행동 때문에 창피를 당하거나 화가 나는 일 등이라고 지적하였다.

6) 요약 및 결론

연구의 의도와 결과를 간결하게 요약하여 기술한다. 결론 도출 시에는 통계적인 결과뿐만 아니라 전체 연구의 입장에서 결과가 과연 의미 있는가를 판단하고 발생 가능한 다른 영향도 고려하여야 한다.

논문 작성 요령은 각 학회지나 학교마다 약간씩 다르므로 해당되는 기관의 논문 작성 요령을 사전에 필독하고 시작하여야 한다.

3. 연구보고서의 평가

연구보고서는 그것이 학위논문이든, 학술지에 게재된 논문이든 심사위원에 의해 평가를 받는다. 따라서 일반적인 평가 기준을 알고 있으면 논문 또는 연구보고서를 준비하는 데 참조할 수 있으므로 여기서는 이에 대하여 간략하게 설명하고자 한다.

논문의 평가 기준

- 연구의 명료성 및 타당성
- 연구 문제의 연구 가능성
- 문헌 고찰의 적절성 및 타당성
- 연구 목적, 설계 및 방법 간의 일치성
- 표본 추출 절차와 표본의 적절성
- 분석 방법의 정확성
- 결과와 논의의 명료성

1) 연구의 명료성 및 타당성

연구자는 연구 목적을 구체적으로 진술해야 한다. 다시 말하면, 연구를 하게 된 이유를 명확하게 설명하고, 왜 그 연구가 중요한지를 반드시 제시해야 한다.

2) 연구 문제의 연구 가능성

연구자는 연구 문제와 관련된 다음의 물음에 대해 잘 진술할 수 있어야 한다.

① 문제의 진술이 연구보고서 앞부분에 명확하고 구체적으로 제시되었는가?

② 가설이 분명하게 진술되었는가?

③ 측정 방법을 반복 연구에 이용할 수 있도록 개념이나 변수가 명확히 조작적으로 정의되었는가?

④ 연구의 제한점과 가정이 포함되었는가?

⑤ 연구 문제나 가설이 검정 가능한가? 그리고 이것이 연구 제목, 목적 및 문헌 고찰과 일치되는가?

3) 문헌 고찰의 적절성 및 타당성

문헌 고찰은 이론적 배경 또는 이론의 틀이라고 표현한다. 연구자는 주제에 대한 지식에 정통해야 하며, 그 지식의 기초 위에서 연구가 계획되고 보고서가 작성되었는지가 중요하다. 또한 연구논문의 본문에서뿐만 아니라 마지막에서 열거된 참고문헌에서 체계적인 문헌 고찰을 발견할 수 있어야 하고 다음과 같은 사항을 신뢰할 수 있어야 한다.

① 연구자는 문헌에 대한 목록을 장황하게 열거할 것이 아니라, 선행 연구의 모순점을 어떻게 해결하는지를 제시할 수 있는 배경적 문헌들을 통합함으로써 지식의 괴리를 메우거나 이미 알려진 지식을 확대·논박한다.

② 문헌 고찰 시 고전적인 또는 길잡이가 되는 출처를 생략해서는 안 된다.

③ 연구될 특정 가설이나 연구 문제를 구성하기 위한 근거가 제시되어야 문헌 고찰이나 이론적 배경이 의미를 갖는다.

④ 문헌 고찰은 개념 정의나 변수의 조작적 정의에 정당성을 제공할 수 있어야 한다.

⑤ 문헌 고찰을 통해 연구 도구의 선택을 지지할 수 있어야 한다.

4) 연구 목적, 설계 및 방법 간의 일치성

연구 설계는 연구 문제에 대한 해답을 얻고 연구의 타당도와 신뢰도를 높이기 위해 선택된 청사진이다. 따라서 평가를 위해서는 아래의 질문을 해야 한다.

① 연구 문제의 장·단점을 포함한 연구 설계명을 제시하고 설명하였는가?

② 연구 결과를 왜곡시킬 수 있는 외생변수를 통제하였는가?

③ 자료 수집 절차의 신뢰성 및 타당성의 근거를 확보할 예비 조사를 수행하거나 문헌을 수집하였는가?

④ 다른 자료 수집 도구를 활용하였다면 그 출처를 분명히 제시하였는가?

⑤ 모든 표본에 동일한 연구 조건을 유지하고자 어떠한 시도를 했는가?

5) 표본 추출 절차와 표본의 적절성

모집단 내의 모든 요소로부터 자료를 얻는 것은 용이하지 않으므로 연구자는 모든 가능한 요소 중 어느 것이 표본이나 자료로 사용될 것인지를 설명해야 한다. 그리고 연구 표본을 평가할 때 다음 사항을 검토하여야 한다.

① 왜 확률 표본이나 비확률 표본을 사용하기로 선택하였는가?

② 표본이 그 결과가 일반화될 수 있을 정도로 모집단에 대해 대표성이 있는가?

③ 연구에 포함시킬 대상자의 선택 기준은 무엇인가?

④ 누락된 표본의 성격과 원인을 설명했는가?

6) 분석 방법의 정확성

통계 분석 절차와 방법에 대한 적절한 준거가 명확하게 제시되어야 한다. 이를 위해서는 자료 제시가 충분히 명확해야 한다. 특히 질적 연구 방법의 경우 다른 연구자가 분석적 조작을 반복할 수 있도록 분석 방법에 대한 충분한 세부 사항이 포함되어야 한다. 이를 위해서는 연구 평가면에서 특수한 질문이 포함되어야 한다.

① 연구에 활용된 통계 검정 방법을 구체적으로 명명하였는가?

② 수량화되지 않은 자료에 대한 분석적 전략에 대해 준거를 설명하고 제시하였는가?

③ 사용된 통계 검정이 자료에 의해 나타난 측정 수준에 적절한가?

④ 통계 절차가 특수 연구 문제에 대하여 올바른가?

7) 결과와 논의의 명료성

연구보고서의 결과에서는 통계 분석이나 질적 분석이 연구 문제나 가설을 어떻게 검증했는지를 서술한다. 또한 앞으로서 연구를 위한 아이디어를 제언하면 더욱 좋다. 일반적으로 보고서의 평가 및 결과의 논의 측면에서 다음의 내용을 질문할 수 있어야 한다.

① 자료를 도표화하여 제시하는 데 대한 특별한 이유가 제시되었는가?

② 어떤 계산상의 오차를 발견해 낼 수 있는가?

③ 표로 제시된 결과와 서술된 결과 간에 모순이 있는가?

④ 도표와 그림 모두에 제목이 붙었는가?

⑤ 도표 내의 변수들 간의 관계가 명확하고 쉽게 제시되었는가?

⑥ 결과가 명확하고 논리적으로 조직화되었는가?

⑦ 표본이 모집단을 대표했는가?

⑧ 앞으로의 연구에 대한 제언을 했는가?

⑨ 결과에 영향을 줄 수 있는 제한점을 제시했는가?

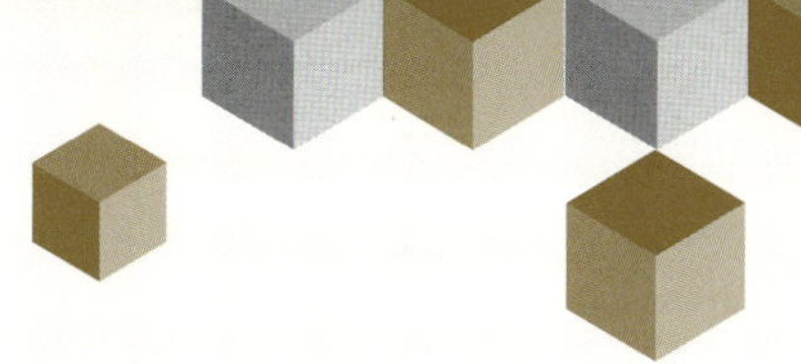

PART 12

연습문제

01 논문 또는 보고서를 작성할 때 지켜야 할 4가지 요건에 대하여 기술하시오.

02 일반적인 논문의 평가 기준을 제시하시오.

해답

01 논문이나 보고서를 작성할 때에는 다음과 같은 4가지 요건을 지켜야만 한다.

① **완벽성**: 연구 내용을 이용할 사람이 사용하기 쉬운 형태로 설명되어야 한다.

② **정확성**: 수집된 자료, 자료 처리 과정, 자료 분석 과정 등이 정확하게 기술되어야 한다.

③ **명확성**: 전문인이 아닌 대중들도 쉽게 읽을 수 있도록 논리적이고 명확하게 기술되어야 한다.

④ **간결성**: 한 문장은 하나의 주제로 이해하기 쉽게 가능한 단문으로 간결하게 서술되어야 한다.

02 논문은 일반적으로 다음의 내용들을 기준으로 평가된다.

- 연구의 명료성 및 타당성
- 연구 문제의 연구 가능성
- 문헌 고찰의 적절성 및 타당성
- 연구 목적, 설계 및 방법 간의 일치성
- 표본 추출 절차와 표본의 적절성
- 분석 방법의 정확성
- 결과와 논의의 명료성

메모

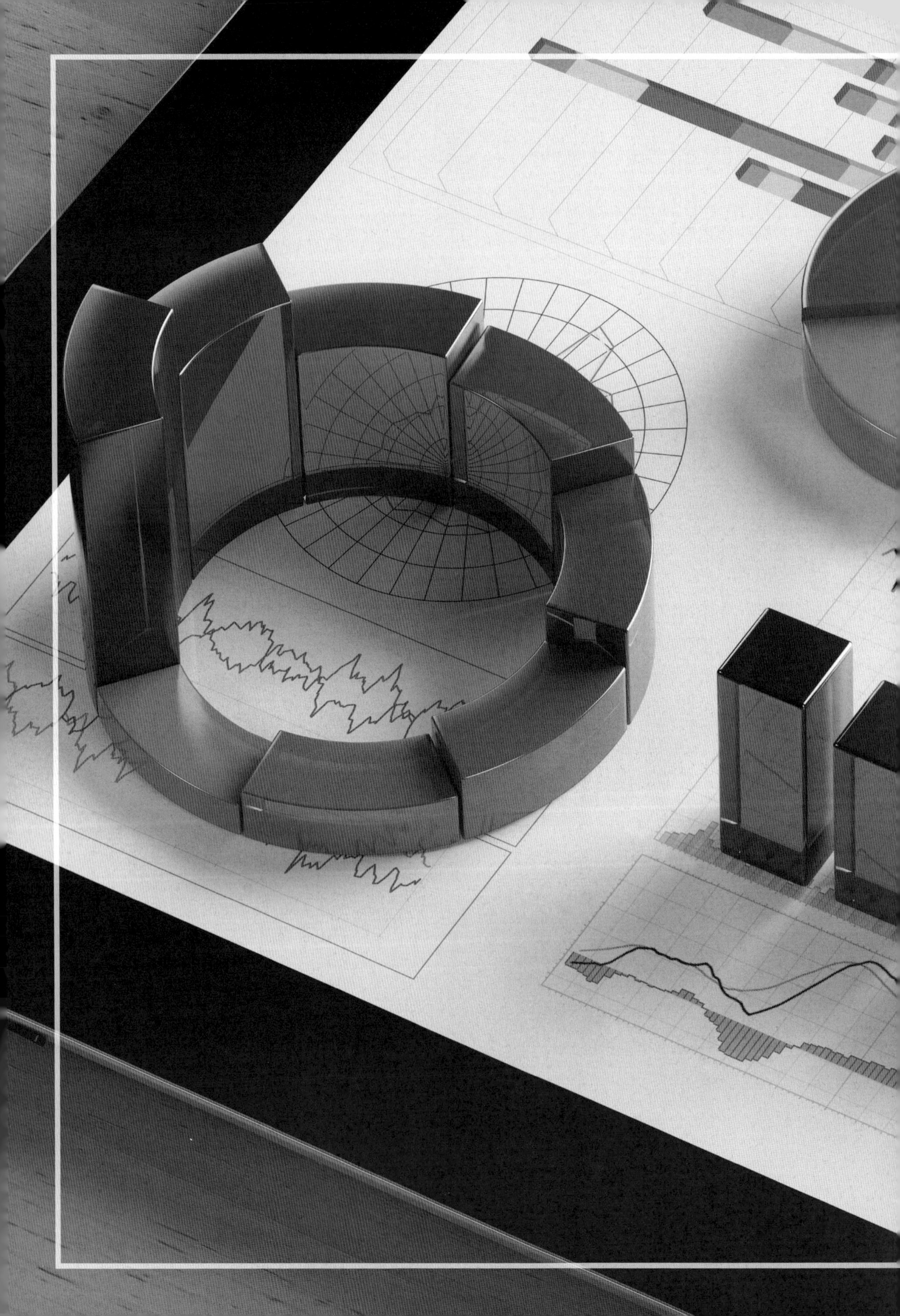

PART

13

보건지표 및 병원통계

학습목표

1. 보건지표에 대하여 설명할 수 있다.
2. 사망통계에 대하여 설명할 수 있다.
3. 질병통계에 대하여 설명할 수 있다.
4. 출산통계에 대하여 설명할 수 있다.
5. 병원통계에 대하여 설명할 수 있다.

1. 보건지표

일반적으로 보건지표(health index)는 인간의 특성 및 건강 상태와 관련된 여러 가지 수량적인 척도라고 할 수 있다. 보건의료행정을 전공하는 학생들은 우리나라 보건 정책, 의료 제도 및 보건의료 자원, 보건의료 환경, 인구, 국민 건강 증진에 대한 기초 개념을 이해하고 있으므로 보건지표에 대한 중요성은 이미 인식하고 있으리라 생각한다.

한편으로 보건통계학에서 보건지표와 병원통계를 다루는 또 하나의 이유는 보건의료행정 분야와 관련된 각종 국가면허 및 자격시험에서 보건지표와 병원통계에 해당하는 내용이 출제되고 있어서, 갈수록 중요성이 대두되고 있는 실정이기 때문이다.

이 책에서는 병원통계와 보건지표에 대해 5개 영역으로 구분하여 제시하였는데, 사망통계, 질병통계, 출산통계, 병원통계, 생명표의 순서대로 수록했다. 특히 병원통계는 환자통계와 병원이용통계로 구분하여 제시하였다.

2. 사망통계

1) 보통 사망률

보통 사망률(crude death rate)은 인구 1,000명당 1년간 발생한 총 사망자 수로 표기하는 비율이다. 보통 사망률은 한 인구 집단의 사망 수준을 나타내는 기본적인 지표로서, 조사망률이라고도 한다.

$$\text{보통 사망률} = \frac{\text{연간 총 사망자 수}}{\text{연앙 인구}} \times 1{,}000$$

2) 영아 사망률

영아란 생후 1세 미만의 아이를 말한다. 영아 사망률(infant mortality rate)은 국가 사회나 지

$$\text{영아 사망률} = \frac{\text{연간 1세 미만의 사망아 총수}}{\text{연간 출생아 수}} \times 1{,}000$$

보건지표(health index) 인간의 특성 및 건강 상태와 관련된 여러 가지 수량적인 척도이다.

역 사회의 보건 수준을 나타내는 대표적인 지표로서 가장 많이 사용되며, 연간 총 출생아 1,000명당 그 연도의 0세 사망을 비율로 표시한 것이다. 영아기는 성인에 비해 환경 악화나 비위생적 생활 환경에 가장 예민하게 영향을 받는 시기이다.

3) 신생아 사망률

신생아 사망률(neonatal mortality rate)에서 신생아는 생후 28일 미만의 아이를 말한다. 신생아 사망은 주로 내재적 또는 유전적 요소에 기인하는 경우가 많다.

$$\text{신생아 사망률} = \frac{\text{연간 생후 28일 미만의 사망아 총수}}{\text{연간 출생아 수}} \times 1{,}000$$

4) 후기신생아 사망률

후기신생아 사망률(post-neonatal mortality rate)에서 후기신생아란 생후 28일부터 1년 미만의 아이를 말하며, 후기신생아의 사망은 주로 환경 요인에 영향을 많이 받는다.

$$\text{후기신생아 사망률} = \frac{\text{연간 생후 28일부터 1년 미만의 사망아 총수}}{\text{연간 출생아 수}} \times 1{,}000$$

5) 모성 사망률

모성 사망률(maternal motality rate)은 임신, 분만, 산욕의 합병증으로 발생한 모성의 사망을 관찰하는 지표이다. 모성 사망률은 측정 지표의 분류상 비(ratio)에 속하며, 영아 사망률에 비하여 상대적으로 낮기 때문에 단위를 출생아 수 100,000명을 기준으로 한다.

$$\text{모성 사망률} = \frac{\text{연간 임신, 분만, 산욕에 의한 모성 사망 수}}{\text{연간 출생아 수}} \times 100{,}000$$

TIP

- **α-index**: 영아 사망 중 신생아 사망이 차지하는 비중으로, 선진국일수록 1에 가까워진다.

$$\alpha\text{-index} = \frac{\text{영아 사망 수}}{\text{신생아 사망 수}}$$

6) 사산율

사산율(fetal death rate)은 사산 수를 포함한 1년간의 출산 수 중 사산 수가 차지하는 정도를 1,000에 대한 비율로 표시한 지표이다.

$$\text{사산율} = \frac{\text{1년간의 사산 수}}{\text{1년간의 출산 수(사산 수 + 출생 수)}} \times 1{,}000$$

TIP

- **사산비(fetal death ratio)와 사산율은 구분하여 알아 두어야 한다.**

$$\text{사산비} = \frac{\text{총 사산아 수}}{\text{총 출생아 수}} \times 100$$

7) 주산기 사망률

주산기 사망률(perinatal motality rate)은 임신 28주 이후의 사산아 수와 생후 7일 미만의 초생아 사망 수가 그 해의 총 출생아 수에 대해 차지하는 비율이다.

$$\text{주산기 사망률} = \frac{\text{연간 임신 28주 이후 사산 수 + 출생 1주 이내 사망 수}}{\text{연간 총 출생아 수}} \times 1{,}000$$

8) 유아 사망률

유아 사망률은 영아 이후 4세 미만까지의 유아의 사망률을 나타낸 것이다.

$$\text{유아 사망률} = \frac{\text{연간 1~4세 사망 수}}{\text{1~4세 인구}} \times 1{,}000$$

9) 사인별 사망률

사인별 사망률(cause-specific death rate)은 인구 1,000명 중 특정 사인으로 사망한 사망자의 비율을 나타낸 것이다. 경우에 따라서 인구 10,000 또는 100,000명당으로 계산할 수 있다.

$$\text{사인별 사망률} = \frac{\text{특정 사인군의 연간 사망자 수}}{\text{연앙 인구}} \times 1{,}000$$

10) 비례 사망 지수

비례 사망 지수(proportional mortality indicator, PMI)는 어떤 연도의 총 사망자 중에서 50세 이상의 사망자 수를 백분율로 표시한 지수이다.

$$\text{비례 사망 지수} = \frac{\text{그 연도의 50세 이상 사망자 수}}{\text{어떤 연도의 총 사망자 수}} \times 100$$

3. 질병통계

1) 발생률

발생률(incidence rate)은 단위 인구당 일정 기간에 새로 발생한 환자수를 표시한 것으로서 이 질병에 걸릴 확률 또는 위험도를 나타낸다.

$$\text{발생률} = \frac{\text{일정 기간의 환자 발생 수}}{\text{특정 지역의 인구}} \times 1{,}000$$

2) 유병률

유병률(prevalence rate)은 일정 시점 또는 일정 기간 동안의 인구 중에 존재하는 환자 수의 비율을 말한다.

$$\text{시점(기간) 유병률} = \frac{\text{특정 시점(기간)에서의 환자 수}}{\text{인구}} \times 1{,}000$$

3) 치명률

치명률(case fatality rate)은 어떤 질병에 걸린 환자 수 중에서 그 질병으로 인한 사망 수를 나타내며, 질병의 중증도(seriousness)를 의미한다.

$$\text{치명률} = \frac{\text{연간 특정 질병에 의한 사망 수}}{\text{특정 질병의 환자 수}} \times 100$$

4) 발병률

발병률(attack rate)은 어떤 집단이 한정된 기간에 어느 질병에 걸릴 위험에 폭로되었을 때 폭로자 중 새로 발병한 총수의 비율을 의미한다.

$$\text{발병률} = \frac{\text{발병한 환자 수}}{\text{위험에 폭로된 인구}} \times 1{,}000$$

5) 2차 발병률

2차 발병률(secondary attack rate)은 환자와의 접촉으로 인하여 질병이 발생한 정도를 비율로 나타낸 것을 의미한다. 2차 발병률은 발병률과 달리 백분율로 계산한다.

$$\text{2차 발병률} = \frac{\text{발병한 환자 수}}{\text{환자 접촉자 중 감수성이 있는 사람}} \times 100$$

4. 출산통계

1) 보통 출생률

보통 출생률(crude live-birth rate)은 조출생률이라고도 하는데, 여기서 말하는 출생은 사산을 포함하지 않으며 사산아를 포함할 때는 출산(出産)이라 한다.

$$\text{보통 출생률} = \frac{\text{연간 출생아 수}}{\text{인구}} \times 1{,}000$$

2) 합계 출산율

합계 출산율(total fertility rate, TFR)은 한 여성이 일생 동안(15~49세) 몇 명의 아이를 낳는가를 나타내는 것으로, 합계 생산율이라고도 한다.

$$\text{합계 출산율} = \sum_{\chi=15}^{49} f_{\chi}$$

f_{χ} : χ세 여성의 출산율

3) 총재생산율

총재생산율(gross reproduction rate)은 한 여성이 일생 동안 몇 명의 여아를 낳는가를 나타낸 것이다.

$$\text{합계 출산율} = \sum_{\chi=15}^{49} f_{\chi(F)}$$

$f_{\chi(F)}$: χ세 여자의 여아 출산율

4) 성비

성비(sex ratio)는 인구 구성에 있어서 여자 100명에 대한 남자의 비를 말한다.

$$\text{성비} = \frac{\text{남자}}{\text{여자}} \times 100$$

① 1차 성비(primary sex ratio): 수태 당시의 성비

② 2차 성비(secondary sex ratio): 출생 당시의 성비

③ 3차 성비(tertiary sex ratio): 현재 인구의 성비

5. 병원통계

병원통계는 환자 수, 진료비, 질병, 수술, 사망률 등을 작성하여 병원 운영, 의학 연구, 의료기관 현황 보고, 병원 표준화 심사 등을 위한 자료를 얻기 위한 통계이다.

1) 환자통계

(1) 외래 환자 초진율

외래 환자 초진율은 일정 기간 내의 연 외래 환자 중 초진 환자가 차지하는 비율이다. 이것은 병원의 환자 유인력을 나타낸다.

$$\text{외래 환자 초진율} = \frac{\text{초진 환자 수}}{\text{연 외래 환자 수}} \times 100$$

(2) 외래 환자 입원율

연 외래 환자 중 해당 병원에 입원하는 환자의 비율로, 내원 환자의 질병 중증도를 나타낸다.

$$\text{외래 환자 입원율} = \frac{\text{실입원 환자 수}}{\text{연 외래 환자 수}} \times 100$$

(3) 응급 환자율

연 외래 환자 중에서 응급 환자가 차지하는 비율을 의미한다. 응급 환자율이 높으면 입원 잠재력이 높아다는 것을 의미하며, 이것은 지역 주민의 병원에 대한 신뢰도를 나타낸다.

$$\text{응급 환자율} = \frac{\text{연 응급 환자 수}}{\text{연 외래 환자 수}} \times 100$$

(4) 평균 재원 일수

평균 재원 일수(average length of stay, ALOS)는 입원 환자의 총 재원 일수를 퇴원 실인원수로 나눈 값이다. 입원 환자가 평균 며칠 동안 재원했는지와 특성별 재원 상황을 설명해 준다. 평균 재원 일수에는 사망자는 포함되지만 신생아는 제외된다.

$$\text{평균 재원 일수} = \frac{\text{퇴원 환자 재원 일수 누계}}{\text{퇴원 환자 실인원수}}$$

(5) 입원 대 외래 환자 비율

연 외래 환자 수를 총 재원 일수로 나눈 값으로서, 입원 환자 수에 대한 외래 환자 수의 비중을 설명하고 의료 수익의 외래 의존도를 나타내 준다.

$$\text{입원 대 외래 환자 비율} = \frac{\text{연 외래 환자 수}}{\text{총 재원 일수}}$$

(6) 100병상당 일 평균 외래(재원) 환자 수

규모가 서로 다른 병원 간의 일 평균 외래(입원) 환자의 진료 실적을 비교하기 위한 지표로서, 연 외래 환자 수(총 재원 일수)를 외래(입원) 진료일 수로 나누어 일 평균 외래(재원) 환자 수를 산출하고 이를 다시 100병상당 외래(재원) 환자 수로 환산한 값이다.

$$100\text{병상당 일 평균 외래(재원) 환자 수} = \frac{\text{연 외래 환자 수(총 재원 일수)/외래(입원) 진료일 수}}{\text{평균 가동 병상 수/100병상}}$$

(7) 외래 환자 1인 1일당 평균 진료비

일정 기간의 외래 진료 수입을 연 외래 환자 수로 나눠 계산한다. 외래 환자 1인 1일당 평균 진료비가 높다는 것은 외래 수익이 많음을 의미하나 외래 환자 감소를 초래할 수 있다.

$$\text{외래 환자 1인 1일당 평균 진료비} = \frac{\text{외래 진료 수입}}{\text{연 외래 환자 수}}$$

2) 병원이용통계

(1) 병상 이용률

병상 이용률(bed occupancy rate)은 일정 기간 중 환자를 수용할 수 있는 상태로, 가동한 병상(연 가동 병상)이 실제 환자에 의해 점유될 비율이다.

$$\text{병상 이용률} = \frac{\text{1일 평균 재원 환자수}}{\text{병상 수}} \times 100$$

$$\text{연간 병상 이용률} = \frac{\text{연간 총 누적 재원 일수}}{365 \times \text{병상 수}} \times 100$$

(2) 병원 이용률

병원 이용률(hospital utility ratio)은 연 입원 환자 수(총 재원 일수)에 연 외래 환자 수를 환자 1인당 부담 진료비를 기준으로 입원 환자 수로 환산 합계하여 연 가동 병상 수로 나눈 것이다.

$$\text{병원 이용률} = \frac{\text{조정 환자 수}}{\text{연 가동 병상 수}} \times 100$$

(3) 병상 회전율

병상 회전율(bed turn over rate)은 일정 기간 내에 1개의 병상을 사용한 평균 환자 수를 의미한다. 평균 재원 일수가 긴 병원은 병상 회전율이 낮고, 짧은 병원은 병상 회전율이 높다.

$$\text{병상 회전율} = \frac{\text{퇴원(입원) 실인원수(사망자 포함)}}{\text{평균 가동 병상 수}}$$

(4) 병상 회전 기간

병상 회전 기간(duration of turnover)은 1개 가동 병상에 환자가 바뀌는 평균 기간을 나타낸다.

$$\text{병상 회전 기간} = \frac{\text{평균 가동 병상 수}}{\text{입원(퇴원) 환자 실인원수}} \times 365$$

(5) 지역별 구성도

지역별 구성도(commitment index, CI)는 일정 기간 내의 특정 병원의 퇴원 환자 수 중 단위 지역에서 거주하는 환자 수의 비율을 계산하는 지표이다.

$$\text{지역별 구성도} = \frac{\text{특정 병원 퇴원 환자 중 단위 지역에 거주하는 환자 수}}{\text{일정 기간 특정 병원의 퇴원 환자 수}} \times 100$$

(6) 지역별 친화도

지역별 친화도(relevance index, RI)는 일정 기간 단위 지역에서 퇴원한 환자 수 중 특정 병원에서 퇴원한 환자 수의 정도를 나타낸다.

$$\text{지역별 친화도} = \frac{\text{일정 기간 단위 지역 내의 특정 병원 퇴원 환자 수}}{\text{일정 기간 단위 지역에서의 퇴원 환자 수}} \times 100$$

6. 생명표

생명표(life table)는 일정한 기간에 있어서의 일정한 인구의 동태에 관하여 통계적 처리를 하고 정리하여 얻어진 자료를 토대로 하여 계산된 함수이다. 여기에는 생존수, 사망수, 생존율, 사망률, 평균 여명과 관련된 수치가 담겨 있다.

1) 생존수

어떤 시점에서 동시에 출생한 남녀 각각 10만 명에 대하여 현재의 연령별 사망률이 변치 않고 해마다 이 비율로 사망한다고 하면, 생존자는 연차적으로 감소해서 영세 인구 L_0은 10만이 되고, L_{100}은 '0'에 가까울 것이다. 이때 x세에 도달했을 때의 생존인 수를 생존수(生存數, L_x)라고 하며, 이는 남녀별로 표시할 수 있다.

2) 사망수

x세 사람 중 $x+1$세에 도달하지 못하고 사망한 자의 수를 x세의 사망수(死亡數, d_x)라 한다.

$$d_x = L_x - L_x + 1$$

3) 생존율

x세의 사람 중 $x+1$세에 도달할 수 있는 사람의 비율을 x세의 생존율(生存率, p_x)이라고 하며, 이는 x세의 사람이 1년간 생존하는 확률이라고 할 수 있다.

$$p_x = \frac{L_x + 1}{L_x}$$

4) 사망률

x세 사람 중 $x+1$세에 도달하지 못하고 사망한 비율을 x세의 사망률(死亡率, q_x)이라고 한다.

$$q_x = \frac{d_x}{L_x} = \frac{L_x - L_x + 1}{L_x}$$

5) 평균 여명

x세에 도달한 사람이 평균 몇 년을 살 수 있는가 나타내는 기대치를 평균 여명(平均餘命, expectation of life, e_x)이라고 하는데, 이는 x세의 사람이 장래 생존하는 총연년수(總延年數)를 생존수 L_x로 나눈 것이다.

PART 13
연습문제

01 보건지표에 대하여 기술하시오.

02 사망통계 지표 중에서 영아 사망률을 계산하는 공식을 쓰시오.

03 출산통계 중에서 총재생산율의 의미에 대하여 기술하시오.

04 병원통계 중 평균 재원 일수에 대하여 설명하시오.

05 병원통계 중 병상 이용률에 대하여 설명하시오.

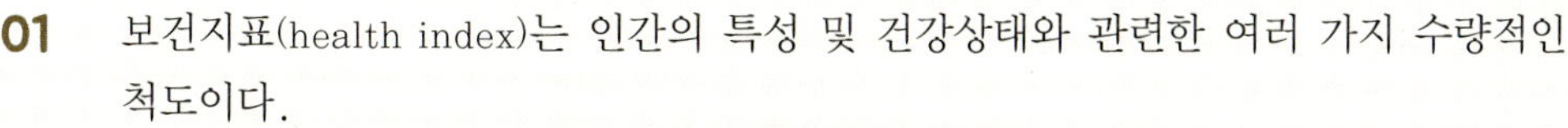

해답

01 보건지표(health index)는 인간의 특성 및 건강상태와 관련한 여러 가지 수량적인 척도이다.

02 영아 사망률 $= \dfrac{\text{연간 1세 미만의 사망아 총수}}{\text{연간 출생아 수}} \times 1{,}000$

03 한 여성이 일생 동안 몇 명의 여아를 낳는가를 나타내는 통계이다.

04 1) 의미: 입원 환자의 총 재원 일수를 퇴원 실인원수로 나눈 값이며, 입원 환자가 평균 며칠 동안 재원했는가를 설명하는 지표이다.

2) 공식: 평균 재원 일수 $= \dfrac{\text{퇴원 환자 재원 일수 누계}}{\text{퇴원 환자 실인원수}}$

05 1) 의미: 일정 기간 중 환자를 수용할 수 있는 상태로 가동한 병상(연 가동 병상)이 실제 환자에 의해 점유될 비율이다.

2) 공식: 병상 이용률 $= \dfrac{\text{1일 평균 재원 환자 수}}{\text{병상 수}} \times 100$

참고문헌

국내 문헌

* 곽수일 · 이경환(1983), 경영통계학, 박영사.
* 김원호(2001), 물리치료사를 위한 연구방법론, 정담.
* 김충련(1993), SAS라는 통계상자, 데이터리서치.
* 대한의무기록협회(2005), 보건의료통계, 대한의무기록협회.
* 박순영(1982), 통계학, 수문사.
* 박용억 · 이동호(2010), SPSS를 활용한 의료복지 조사분석론, 도서출판 파란마음.
* 박지원 외(2015), SPSS를 이용한 보건통계학, 대한나래출판사.
* 보건의료통계학 교재편찬위원회(2015), 최신 보건의료통계학, 에듀팩토리.
* 손애리(2014), SPSS를 활용한 보건통계학, 정문각.
* 손애리 · 송창호 · 김경 · 정동훈 · 김수한 · 김찬규(2006), SPSS를 활용한 보건통계학, 정문각.
* 송문섭 · 이용구 · 이태림 · 백재욱(1993), 통계학 입문, 한국방송통신대학교.
* 안광호 · 유근영(2006), SPSS를 활용한 사회과학조사방법론, 학현사.
* 안윤옥(1997), 보건통계학이해, 정문각.
* 안재억 · 유근영 · 이중환(1998), 의학 · 보건학 통계분석, 아카데미.
* 윤배현(1995), 통계학, 자유아카데미.
* 윤병준 · 장재선(2016), SPSS 23 통계프로그램을 활용한 보건의료통계분석, 고문사.
* 이건철 외(2011), 보건의료인을 위한 보건통계학, 현문사.
* 이동우(1996), 보건통계학 방법, 신광출판사.
* 이명환(1996), 보건통계학개론, 신광출판사.
* 이승욱(1989), 통계학의 이해, 자유아카데미.
* 이은옥 · 임난영 · 박현애(1998), 간호 · 의료연구와 통계분석, 수문사.
* 이종환(2008), SPSS를 이용한 조사방법 및 통계분석의 이해와 적용, 공동체.

* 이준영 · 이은일(2001), 보건 · 의학 통계학, 계축문화사.
* 이지현 · 노형진(2013), SPSS/Amos를 활용한 간호 · 보건통계분석, 수문사.
* 이학식 · 임지훈(2007), SPSS 12.0 매뉴얼, 법문사.
* 조인호(1997), SAS 연습과 활용, 성안당.
* 채서일(1995), 사회과학 조사방법론, 학현사.
* 채서일 · 김범종 · 이성근(1992), SPSS/PC를 이용한 통계분석, 학현사.
* 한성현 · 신동천(1996), 보건과학 연구방법론, 수문사.
* 허명회(1995), 통계조사의 길잡이, 자유아카데미.
* 홍종선(1992), 통계자료분석, 탐진.

국외 문헌

* Beth Dawson-Saunders & Robert G. Trapp(1994), *Basic & Clinical Statistics*, Southern Illinois University School of Medicine, Prentice-Hall International Inc.
* David G. Kleinbaum(1994), *Logistic Regression(A Self-Learning Text)*, Springer-Verlag.
* David G. Kleinbaum & Lawrence L. Kupper & Keith E. Muller(1978), *Applied Regression Analysis and Other Multivariable Methods*, The University of North Carolina at Chapel Hill, Duxbury Press.
* G. A. F. SEBER(1977), *Linear Regression Analysis*, University of Auckland, New Zealand, John Wiley & Sons.
* Paniel R. L. & Deborah. B.(1991), *Quantitative methods in Quality Management*, AHA.
* Robert P. Hirsch & Richard K. Riegelmanm(1992), *Statistical First Aid Interpretation of Health Research Data*, The George Washington University Medical Center, Blackwell Scientific Publications.

표 목차

그림 목차

저 자 소 개

이창은(보건학 박사)
선린대학교 보건행정과

이동호(보건학 박사)
계명문화대학교 보건학부

류장근(보건학 박사)
동주대학교 보건의료행정과

위광복(보건학 박사)
안동과학대학교 보건행정과

이시경(이학 박사, 보건학 석사)
경동대학교 보건관리학과

장영진(보건학 박사)
창원문성대학교 보건행정과

심규범(보건학 박사)
경남정보대학교 의무행정과

SPSS를 활용한 **보건통계학**

초판 3쇄 발행 2021년 8월 25일
초판 1쇄 발행 2017년 8월 17일

지은이 보건의료통계연구회
이창은 · 이동호 · 류장근 · 위광복 · 이시경 · 장영진 · 심규범

발행인 이영호
발행처 수학사
10881 경기도 파주시 회동길 56 기한재 1층
출판등록 1953년 7월 23일 제2020-000143호
전화번호 031) 946-4642(代) **팩스** 031) 944-1457
http://www.soohaksa.co.kr
디자인 박희정

정가 25,000원

ISBN 978-89-7140-907-7 (93510)

※ CD 개봉 또는 파손 시 교환/환불이 불가능합니다.

붙임 CD는 SPSS 프로그램이 설치된 상태에서 구동하는 예시 파일로,
SPSS 프로그램은 내장되어 있지 않아 개별 구매하셔야 합니다.